LEKÁRSKA FAKULTA UNIVERZITY KOMENSKÉHO V BRATISLAVE

Sprievodca laryngektómiou

Itzhak Brook

2021
Univerzita Komenského v Bratislave

Vydanie publikácie finančne podporili spoločnosti:
Ultramed
ENT studio, občianske združenie

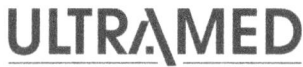 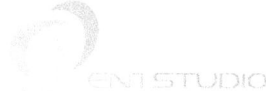

Preklad:
© PhDr. Žofia Frajková
  MUDr. Michaela Švajdová
  doc. MUDr. Miroslav Tedla, PhD., MPH
  MUDr. Ivana Vyrvová
  MUDr. Michaela Wzošová

Recenzenti slovenského prekladu:
  doc. MUDr. Pavol Dubinský, PhD.
  prof. MUDr. Jan Kozlar, CSc.,

Ilustrácia na obálke/Autor fotografií
  Atos Medical Inc.

Univerzita Komenského v Bratislave, 2021

ISBN 978 80 223 5111 9

PREDSLOV
K SLOVENSKÉMU PREKLADU

Predkladaný text je prekladom z amerického originálu. Niektoré z uvádzaných procedúr alebo liečebných postupov nemusia byť prenosné do nášho systému zdravotnej starostlivosti alebo nemusia byť u nás dostupné. Text slúži výlučne pre informáciu pacienta/rodinného príslušníka a nenahrádza odporúčania a konzultácie lekárov a ošetrujúceho zdravotníckeho personálu. Prekladatelia nie sú zodpovední za výsledok liečby a prípadné komplikácie u konkrétneho pacienta.

Veríme, že tento text bude nápomocný pacientom a ich príbuzným v boji s nádorovou chorobou. Taktiež veríme, že si príručka nájde svojich čitateľov aj v radoch odbornej verejnosti.

Preklad do slovenského jazyka:

> PhDr. Žofia Frajková, logopéd v príprave
> MUDr. Ivana Vyrvová, otorinolaryngológ v príprave
> MUDr. Michaela Švajdová, radiačný onkológ
> doc. MUDr. Miroslav Tedla, PhD, MPH, otorinolaryngológ
> MUDr. Michaela Wzošová, otorinolaryngológ v príprave

V Bratislave, január 2021

OBSAH

VENOVANIE

Kniha je venovaná mojim priateľom po laryngektómii a ich opatrovateľom za odvahu a vytrvalosť.

POĎAKOVANIE

Ďakujem Joyce Reback Brook a Carole Kaminsky za ich vydava-teľskú podporu.

VYHLÁSENIE

Dr. Brook nie je špecialistom v odbore otorinolaryngológia a chirurgia hlavy a krku. Tento sprievodca nenahrádza medicínsku starostlivosť poskytovanú zdravotníckymi špecialistami.

Obrázky 1-6, obrázok 8 a obrázok na obálke boli publikované s dovolením Atos Medical Inc.

ÚVOD

Som lekár, ktorý sa podrobil laryngektómii v roku 2008. Rakovinu hrtana mi diagnostikovali v roku 2006 a pôvodne som bol liečený rádioterapiou. O dva roky neskôr však došlo k recidíve a moji lekári mi odporúčali, že najlepším liečebným postupom by bola laryngektómia (odstránenie celého hrtana, pozn. prekl.). V čase, kedy píšem tento text, od mojej operácie uplynulo päť rokov; nenastali žiadne príznaky recidívy. Keď som podstúpil laryngektómiu, uvedomil som si, aké veľké výzvy čakajú na rovnako liečených pacientov, keď sa budú učiť, ako sa o seba postarať. Na prekonanie týchto problémov je potrebné zvládnuť nové techniky starostlivosti o dýchacie cesty, ako aj vyrovnať sa s doživotnými vedľajšími účinkami ožarovania a ďalších spôsobov liečby. Je dôležité naučiť sa žiť s výsledkami operácie, prijať neistotu budúcnosti, zvládnuť psychický stres, sociálne a zdravotné problémy či problémy so zubami. Osobne som zažil ťažkosti života po liečbe rakoviny hlavy a krku. Tento typ rakoviny a jej liečba ovplyvňujú niektoré zo základných životných a sociálnych funkcií, ako je komunikácia, prijímanie potravy a sociálne interakcie. Keď som sa postupne vyrovnal so životom po laryngektómii, uvedomil som si, že riešenia mnohých problémov nie sú založené iba na medicínskych a vedeckých poznatkoch, ale aj na vlastných pokusoch a omyloch. Taktiež som si uvedomil, že to, čo funguje u

11

jedného pacienta, nemusí vždy fungovať u iného. Je to tak preto, lebo anamnéza, anatómia a osobnosť každého človeka sú jedinečné, a preto budú odlišné aj riešenia mnohých situácií. Všeobecné princípy starostlivosti však využije väčšina pacientov po laryngektómii. Mal som šťastie na podporu lekárov, logopédov i ďalších pacientov po laryngektómii. Vďaka ich podpore som sa naučil, ako sa o seba starať a ako prekonať množstvo každodenných problémov.

Postupom času som si uvedomil, že novým, a dokonca aj dlhoročným pacientom po laryngektómii by sa s vysokou pravdepodobnosťou zlepšila kvalita života, ak by sa naučili lepšie sa o seba postarať. Na tento účel som vytvoril webovú stránku (http:// dribrook. blogspot.com/), ktorá má pomôcť pacientom po laryngektómii a ďalším pacientom s rakovinou hlavy a krku. Stránka sa zaoberá zdravotnými, stomatologickými a psychologickými problémami. Obsahuje tiež odkazy na videá s návodmi na udržiavanie voľných dýchacích ciest a ďalšími informačnými prednáškami. Táto praktická príručka vychádza z uvedenej webstránky a jej cieľom je poskytnúť užitočné informácie, ktoré môžu pacientom po laryngektómii a ich opatrovateľom pomôcť pri riešení zdravotných, stomatologických a psychologických problémov. Informuje tiež o vedľajších účinkoch ožarovania a chemoterapie, metódach a postupoch tvorby hlasu po laryngektómii, o starostlivosti o dýchacie cesty, stómu, filtre a hlasovú protézu. Venuje sa otázkam stravovania a prehĺtania, lekárskym, stomatologickým a psychologickým problémom, dýchaniu a anestézii i cestovaniu po laryngektómii. Príručka nenahrádza odbornú zdravotnú starostlivosť, ale verím, že bude veľmi užitočná pre pacientov po laryngektómii a ich opatrovateľov a pomôže im riešiť problémy, ktoré ich trápia.

KAPITOLA 1:

Diagnostika a liečba rakoviny hrtana

Zhrnutie

Rakovina hrtana ovplyvňuje hlasové ústrojenstvo. Rakovina začínajúca v hrtane sa nazýva rakovina hrtana; tie, ktoré vyrastajú z hypofaryngu, sa nazývajú hypofaryngeálne rakoviny (hypofarynx je časť hltana uložená vedľa hrtana a za ním). Keďže nádorové ochorenia hrtana a hypofaryngu sú vo veľmi blízkych lokalitách, liečba je podobná a môže viesť až k laryngektómii. Hoci sa nasledujúci text týka rakoviny hrtana, vo všeobecnosti platí aj pre rakovinu hypofaryngu. K rakovine hrtana dochádza, keď sa v hrtane objavia zhubné (malígne) bunky. V hrtane sú uložené hlasivky. Ich vibráciami sa tvorí zvuk, ktorý prechádza hrdlom, ústami a nosom. Hrtan je rozdelený do troch anatomických oblastí: glottis (stred hrtana, ktorý obsahuje hlasivky); supraglottis (horná časť, ktorá zahŕňa hrtanovú príchlopku, krhlovité chrupky a nepravé hlasivky) a subglottis (spodná časť hrtana). Aj keď sa rakovina môže vyvinúť v ktorejkoľvek časti hrtana, väčšina typov rakoviny hrtana sa začína v glotickej oblasti. Rakovina v supraglotickej oblasti je menej častá a najmenej častá je v subglotickej oblasti (početnosť výskytu tumorov v supraglotickej oblasti dnes stúpa, pozn. rec.).

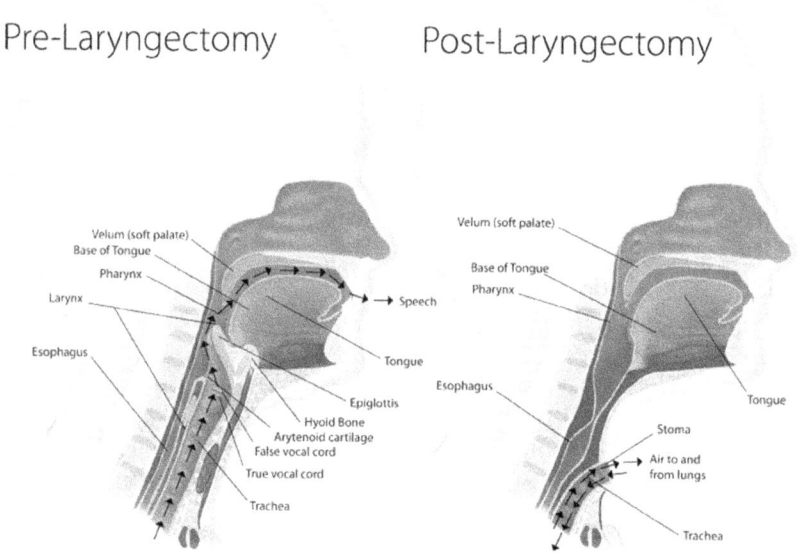

Obrázok 1: Anatómia pred laryngektómiou a po nej

Rakovina hrtana a hypofaryngu sa môže priamo šíriť na susedné štruktúry, zakladať metastázy v spádových krčných lymfatických uzlinách alebo iných, vzdialených miestach v tele. Najbežnejšie sú vzdialené metastázy v pľúcach a pečeni (druhou najčastejšou lokalitou pre vzdialené metastázy je kostený skelet, pozn. prekl.). Dlaždicovobunkový karcinóm spôsobuje 90 až 95 percent rakovinových ochorení hrtana a hypofaryngu. Hlavnými rizikovými faktormi pri vzniku rakoviny hrtana sú fajčenie a nadmerná konzumácia alkoholu. Stúpajúci výskyt ľudského papilomavírusu (HPV) je spojený najmä s rakovinou orofaryngu, a v menšej miere s rakovinou hrtana a hypofaryngu. V USA je v súčasnosti asi 50 000 až 60 000 pacientov po laryngektómii. Podľa správy „Surveillance, Epidemiology, and End Results Cancer Statistic Review" amerického Národného inštitútu pre výskum rakoviny sa v USA odhaduje počet novodiagnostikovaných pacientov s rakovinou hrtana na približne 2 250 mužov a žien ročne. V USA klesá počet laryngektómií hlavne vďaka nižšiemu počtu fajčiarov a novým terapeutickým prístupom, ktoré zachovávajú hrtan.

Diagnostika

Symptómy a príznaky rakoviny hrtana:

- chripot počas dýchania (netypické zvuky vo vysokých tónoch),

- chronický kašeľ (s vykašliavaním krvi alebo bez neho),

- ťažkosti s prehĺtaním,

- pocit cudzieho telesa v hrdle,

- zachrípnutie, ktoré sa nelepší v priebehu 1– 2 týždňov po liečbe,

- bolesť ucha,

- bolesť v krku, ktorá sa nelepší v priebehu 1 – 2 týždňov ani po použití antibiotík,

- hmatateľné útvary alebo opuchy na krku,

- úbytok hmotnosti.

Symptómy rakoviny hrtana často závisia od lokalizácie nádoru. Prvotným symptómom rakoviny hlasiviek môže byť pretrvávajúce zachrípnutie. Objaviť sa môžu aj neskoršie príznaky ako ťažkosti s prehĺtaním, bolesť uší, chronický kašeľ, niekedy s prítomnosťou krvi, a chripot pri dýchaní. Rakovina v subglotickej oblasti, t. j. pod hlasivkami, je často diagnostikovaná až vtedy, keď spôsobí prekážku dýchacích ciest alebo hmatateľné zväčšenie lymfatických uzlín na krku. Primárny subglotický tumor sa typicky prejavuje zachrípnutím pacienta alebo ťažkosťami s dýchaním pri námahe.

Jednoduchý test, ktorý by dokázal presne diagnostikovať rakovinu, neexistuje. Potrebné je komplexné vyšetrenie pacienta s dôkladným zmapovaním anamnézy a ďalšou špeciálnou diagnostikou. Realizuje sa veľa testov, aby sa zistilo, či pacient má rakovinu alebo iné ochorenia, napríklad zápal môže mať podobné príznaky ako rakovina. Diagnostické testy sa robia na potvrdenie alebo vylúčenie rakoviny, sledovanie jej progresie, plánovanie a hodnotenie účinnosti liečby. V niektorých prípadoch (napr. ak sa stav pacienta zmení, odobratá vzorka nie je dostatočne kvalitná, výsledok testu je abnormálny) je potrebné testy opakovať. Diagnostické postupy pri podozrení na rakovinu sú: zobrazovacie vyšetrenia, laboratórne testy, biopsia nádoru, endoskopické vyšetrenie, chirurgický výkon alebo genetické testovanie. Pomáhajú nám pri diagnostike a určení štádia rakoviny hrtana, ktoré sú kľúčovými pri následnom výbere liečby.

Diagnostické postupy

Fyzikálne vyšetrenie hrtana a krku umožňuje lekárovi nahmatať zväčšené lymfatické uzliny krku a vyšetriť hrtan pomocou laryngeálneho zrkadielka.

Endoskopia je vyšetrovacia metóda priameho prezerania štruktúr hrtana, pri ktorej vkladáme endoskop (flexibilný endoskop so svetelným zdrojom) cez nos alebo ústa do horných dýchacích ciest a hrtana.

Laryngoskopia je vyšetrovacia metóda prezerania hrtana zrkadielkom alebo laryngoskopom (rigidný endoskop so svetelným zdrojom).

CT (počítačová tomografia) je rádiologická vyšetrovacia metóda, ktorá pomocou röntgenového žiarenia umožňuje zobrazenie orgánov a tkanív. Na lepšiu vizualizáciu sa často využíva kontrastná látka.

MR vyšetrenie (magnetická rezonancia) je rádiologická vyšetrovacia metóda, ktorá využíva magnet a rádiové vlny na diagnostiku patologických zmien v tele.

RTG pasáž pažerákom je rádiologická vyšetrovacia metóda, pri ktorej získame pohľad na pažerák a žalúdok. Pacient prehĺta roztok bária, ktorý prechádza pažerákom do žalúdka, počas čoho sa vyhotovujú RTG snímky.

Biopsia je odber vzorky tkaniva z tela človeka, ktorá sa potom analyzuje pod mikroskopom a overuje sa prítomnosť rakovinových buniek.

Možnosti vyliečenia rakoviny hrtana závisia od:

- rozsahu šírenia rakoviny (štádium – stage),

- vzhľadu rakovinových buniek (stupeň – grade),

- lokalizácie a veľkosti tumoru,

- veku, pohlavia a zdravotného stavu pacienta.

Fajčenie tabakových výrobkov a konzumácia alkoholu znižujú účinnosť liečby rakoviny hrtana. U pacientov s rakovinou hrtana, ktorí naďalej fajčia a pijú alkohol, je menej pravdepodobné, že sa vyliečia. Navyše je u nich vyššia pravdepodobnosť výskytu ďalšieho tumoru.

Liečba rakoviny hrtana

Pacienti s malým nádorom zachyteným vo včasnom štádiu môžu byť liečení chirurgicky alebo rádioterapiou. Pacienti v pokročilom štádiu rakoviny hrtana môžu potrebovať kombinovanú liečbu. Táto liečba zahŕňa operáciu s následnou rádioterapiou a chemoterapiou, ktoré sa zvyčajne podávajú súčasne.

U pacientov s pokročilou rakovinou hrtana je ďalšou z možností cielená (tzv. biologická, pozn. prekl.) liečba.

Cielená liečba sa podáva vo forme liekov, ktoré zabraňujú rastu nádoru tak, že sa naviažu na špecifické molekuly zodpovedné za rast a šírenie tumoru.

Výber vhodnej liečby závisí od celkového zdravotného stavu pacienta, lokalizácie nádoru a jeho šírenia na iné miesta v organizme.

Pri plánovaní liečby spolupracuje tím lekárov, ktorý pozostáva z:

- ORL špecialistu – chirurga hlavy a krku,

- klinického onkológa,

- radiačného onkológa.

V tíme zodpovednom za zdravotnú starostlivosť sú aj ďalší špecialisti ako zubári, plastickí a rekonštrukční chirurgovia, logopédi, onkologické sestry, diétne sestry a psychológovia. Výber vhodnej liečby závisí od:

- rozsahu a šírenia nádoru (štádium),

- miesta a veľkosti nádoru,

- zachovaných schopností hovoriť, jesť a dýchať,

- skutočnosti, či sa nádor po predchádzajúcej liečbe vrátil ako recidíva.

Ak ste pacient, lekársky tím vám opíše dostupné možnosti liečby, očakávané výsledky a možné vedľajšie účinky liečby. Zvážte dostupné možnosti a snažte sa zistiť, ako liečba môže ovplyvniť vašu schopnosť jesť, prehĺtať a rozprávať.

Pacient a zdravotnícky tím úzko spolupracujú na tvorbe takého liečebného plánu, ktorý najviac vyhovuje vašim potrebám a očakávaniam. Pred liečbou, počas liečby a po nej majte k dispozícii podporu blízkych, ktorá vám pomôže zvládnuť bolesť, obavy a ďalšie príznaky, napríklad vedľajšie účinky liečby. Pacient by mal byť pred výberom vhodnej liečby dobre informovaný. V prípade potreby si môžete vyžiadať aj názor druhého špecialistu. Odporúčame, aby sa diskusie s lekárskym tímom zúčastnil aj váš blízky (rodinný príslušník, priateľ), ktorý vám môže pomôcť pri výbere najvhodnejšej liečby.

Lekárskemu tímu môžete položiť nasledujúce otázky:

- Aká je veľkosť, lokalizácia, šírenie a štádium nádoru?

- Aké sú možnosti liečby? Zahŕňajú chirurgické riešenie, rádioterapiu, chemoterapiu alebo kombináciu týchto možností?

- Aké sú očakávané vedľajšie účinky, riziká a výhody každej z týchto možností?

- Ako sa riešia vzniknuté vedľajšie účinky danej liečby?

- Ako bude znieť môj hlas po liečbe?

- Aká je šanca, že budem môcť jesť normálne?

- Ako sa pripraviť na liečbu?

- Vyžaduje liečba hospitalizáciu? Ak áno, ako dlho bude trvať?

- Aká je očakávaná cena liečby? Pokryje ju zdravotné poistenie?

- Ako liečba ovplyvní môj život, prácu a bežné aktivity?

- Je zapojenie sa do klinickej štúdie vhodnou voľbou?

- Môže mi lekár odporučiť názor iného špecialistu pri výbere vhodnej liečby?

- Ako často a ako dlho je potrebné byť sledovaný lekárom?

KAPITOLA 2:

Chirurgia: typy laryngektómie, výsledky, manažment bolesti a zisťovanie druhého názoru

Typy laryngektómie

Liečba rakoviny hrtana si často vyžaduje chirurgický výkon. Chirurg pri výkone používa skalpel alebo laser. Laserová chirurgia sa vykonáva pomocou zariadenia – laseru. Ten generuje intenzívny lúč svetla (laserový lúč), ktorý odstráni alebo zničí napadnuté tkanivá.

Existujú dva typy chirurgických výkonov, štandardne vykonávaných za účelom odstránenia rakoviny hrtana:

Odstránenie časti hrtana: Chirurg vyberie iba časť hrtana, ktorá obsahuje tumor.

Odstránenie celého hrtana: Chirurg odstráni celý hrtan a potrebné susediace tkanivá.

Blízke lymfatické uzliny alebo tie, ktoré sú k hrtanu najbližšie a slúžia ako „filter" pri odtoku lymfy z hrtana, môžu byť počas chirurgického výkonu taktiež odstránené (operácia sa volá krčná disekcia). Pacient môže taktiež potrebovať rekonštrukčnú alebo plastickú operáciu za účelom rekonštrukcie odobratých tkanív. V tomto prípade chirurg odoberá tkanivá z iných častí tela, ktorými rekonštruuje miesto operácie v hrdle a/alebo na krku.

Rekonštrukčný a plastický výkon môže byť realizovaný v rámci jednej operácie po odstránení nádoru, alebo môže byť vykonaný neskôr.

Zotavenie po chirurgickom výkone trvá určitý čas, ktorý sa u každého pacienta líši.

Dôsledky chirurgického výkonu

Po chirurgickom zákroku môžete čeliť nasledovným ťažkostiam:

* opuch hrdla a krku,

* lokálna bolesť,

* únava,

* zvýšená produkcia hlienu,

- zmeny fyzického vzhľadu,

- znížená citlivosť, stuhnutosť svalov a slabosť,

- tracheostómia.

Väčšina ľudí po operácii cíti po určitú dobu slabosť, únavu, opuch krku či v prvých dňoch bolesť a nepohodlie. Lieky proti bolesti môžu zmierniť niektoré z týchto príznakov (pozri v kapitole 12 – Manažment bolesti). Chirurgický výkon môže zmeniť vašu schopnosť prehĺtať, jesť a hovoriť, no nie všetky spomenuté symptómy sú trvalé (pre viac informácií pozri kapitoly 6 a 11). Pre tých, ktorí po operácii stratia schopnosť hovoriť, môže byť v prvých dňoch užitočná komunikácia prostredníctvom písania do poznámkového bloku, na tabuľku, cez mobilný telefón, tablet alebo počítač. Pred operáciou odporúčame vyhotoviť audiozáznam na záznamník alebo hlasovú schránku, aby ste volajúcich informovali o vašich problémoch s hlasom a rečou.

Elektrolarynx môžete využiť na hovorenie už niekoľko dní po operácii (pozri v kapitole 6 – Elektrolarynx).

Príprava na operáciu

Pred operáciou je dôležité s chirurgom dôkladne prediskutovať všetky dostupné terapeutické a chirurgické možnosti a ich krátkodobé a dlhodobé dôsledky. Pacienti naplánovaní na chirurgický výkon môžu byť nervózni a napätí. Preto je dôležité, aby sa okrem pacienta na konzultáciách s chirurgom zúčastnila aj podporujúca osoba – blízky človek (napríklad rodinný príslušník alebo priateľ). Pýtajte sa a rozprávajte o vašich obavách. Pripravte si otázky, ktoré chcete chirurgovi položiť a zapíšte si získané informácie.

Okrem konzultácií s chirurgom je dôležité navštíviť aj ďalších odborníkov, medzi ktorých patrí:

- internista a/alebo všeobecný lekár,

- špecialisti, ktorých navštevujete kvôli špecifickým ťažkostiam (napr. kardiológ, pľúcny lekár a pod.),

- radiačný onkológ,

- klinický onkológ,

- anestéziológ,

- stomatológ,

- logopéd,

- sociálny pracovník, psychológ,

- nutričný špecialista.

Dôležitú úlohu zohráva aj stretnutie s inými pacientami, ktorí podstúpili laryngektómiu. Môžu vám vysvetliť, aké spôsoby reči využívajú, podeliť sa o niektoré zo svojich skúseností a poskytnúť emocionálnu podporu.

Získanie druhého názoru

Ak má pacient stanovenú novú diagnózu, pri ktorej sa vyžaduje výber medzi niekoľkými liečebnými možnosťami vrátane chirurgického výkonu, je dôležité získať druhý názor. Existujú rôzne lekárske a chirurgické postupy a druhý (alebo dokonca tretí) názor môže byť neoceniteľný. Je rozumné získať takýto názor od lekárov, ktorí majú skúsenosti s danými problémami. Existuje veľa situácií, kedy nemožno liečbu zvrátiť, preto je veľmi dôležitý výber liečebného postupu po konzultácii s aspoň jedným ďalším odborníkom. Niektorí ľudia sa možno zdráhajú požiadať o odporúčanie navštíviť iného lekára na získanie druhého názoru. Majú napríklad obavu, že to bude pochopené ako nedostatok dôvery v primárneho lekára alebo pochybnosť o jeho kompetentnosti. Väčšina lekárov povzbudzuje pacientov, aby sa pýtali na druhý názor a takúto žiadosť určite nevezmú ako urážku alebo zastrašovanie. Druhý lekár môže súhlasiť s diagnózou a liečebným plánom prvého lekára. Niekedy, naopak, môže druhý lekár navrhnúť odlišný prístup. V oboch prípadoch pacient získa hodnotnejšie informácie a nadobudne väčšiu kontrolu nad situáciou. V konečnom dôsledku sa po zvážení všetkých možností cítite v rozhodnutiach istejšie. Pri rozhodnutí požiadať o vyšetrenie u ďalšieho špecialistu sa môže začiatok liečby o niečo oneskoriť, no obvykle to neznamená zmeškanie správneho momentu začatia liečby. Získať druhý názor možno viacerými spôsobmi – napr. na doporučenie rajónneho (spádového) lekára či vyhľadaním lekára na inom pracovisku. Aj napriek tomu, že pacient chce mať liečbu čím skôr za sebou, čakanie na druhý názor sa vo väčšine prípadov oplatí.

Liečba bolesti po operácii

Stupeň bolesti, ktorú pociťuje pacient po laryngektómii (alebo inej liečbe rakoviny hlavy a krku) je subjektívny. Vo všeobecnosti môžeme povedať, že čím je operácia rozsiahlejšia, tým viac bolesti pacient pociťuje. Niektoré typy rekonštrukčných operácií sú spojené s výraznejšou bolestivosťou (napr. rekonštrukcie s prenášaním tkaniva zo vzdialeného miesta ako je hrudník, predlaktie, stehno, črevo, či povytiahnutie žalúdka).

Pacienti po radikálnej krčnej disekcii taktiež trpia výraznejšou bolestivosťou. V súčasnosti sa vo väčšine prípadov používa modifikovaná krčná disekcia so zachovaním akcesórneho nervu (hlavový nerv XI.). Pokiaľ je nevyhnutné tento nerv prerušiť, pacient pooperačne pociťuje diskomfort v ramene, stuhnutosť a poruchu pohyblivosti ramena. Časť týchto problémov sa dá riešiť fyzioterapiou a cvičením.

U niektorých pacientov po laryngektómii alebo inej operácii v oblasti hlavy a krku môže bolesť pretrvávať dlhodobo (chronická bolesť). Vtedy odporúčame vyhľadať špecialistu pre chronickú bolesť – algeziológa (pozri v kapitole 12 – Manažment bolesti).

KAPITOLA 3:

Vedľajšie účinky radiačnej liečby nádorov hlavy a krku

Rádioterapia (RT) sa často používa na liečbu nádorov hlavy a krku. Cieľom RT je zničiť nádorové bunky. Keďže nádorové bunky rastú a delia sa rýchlejšie ako zdravé, je pravdepodobné, že sa zničia ožiarením. Naopak, zdravé bunky, hoci môžu byť poškodené, sa vo všeobecnosti dokážu obnoviť.

Ak sa zdravotnícky tím spolu s pacientom rozhodnú pre RT, radiačný onkológ zostaví liečebný plán. Liečebný plán zahŕňa celkovú dávku žiarenia, ktoré sa má podať, počet frakcií (ožiarov), ktoré sa majú zrealizovať a ich harmonogram. Tento plán závisí od typu a lokalizácie nádoru, celkového zdravotného stavu pacienta a iných absolvovaných modalít liečby. Vedľajšie účinky RT pri liečbe nádoru hlavy a krku sa delia na skoré (akútne) a dlhodobé (chronické). Skoré vedľajšie účinky sa vyskytujú v priebehu liečby a v období bezprostredne po liečbe (približne 2 – 3 týždne po ukončení cyklu RT). Chronické následky sa môžu prejaviť

29

kedykoľvek neskôr, v horizonte od týždňov po roky od ukončenia liečby, a môžu pretrvávať dlhodobo.

Pacienti sú zvyčajne najviac ovplyvnení skorými následkami RT, hoci tie spravidla odznejú. Keďže dlhodobé problémy môžu vyžadovať celoživotnú starostlivosť, je potrebné ich včas preventívne rozpoznať a riešiť ich následky. Poznatky o vedľajších účinkoch RT napomáhajú ich včasnému odhaleniu a správnemu manažmentu starostlivosti o pacienta. Pacient s diagnostikovaným nádorom hlavy a krku by mal byť informovaný o dôležitosti odvykania od fajčenia. Fajčenie je hlavným rizikovým faktorom vzniku rakoviny hlavy a krku, navyše u fajčiarov je riziko rakoviny zvyšované konzumáciou alkoholu. Fajčenie ovplyvňuje prognózu vyliečenia z rakoviny. Ak fajčíte počas RT a po nej, môžete zvýšiť závažnosť jej vedľajších účinkov (t. j. reakciu slizníc, sucho v ústach – xerostómiu a iné), a zároveň zhoršiť celkový výsledok liečby. Pacienti, ktorí naďalej fajčia počas RT, majú horšie dlhodobé prežívanie ako tí, ktorí nefajčia (pozri v kapitole 13 – Vyvarovanie sa fajčeniu a alkoholu).

1. Skoré vedľajšie účinky

Medzi skoré vedľajšie účinky patrí zápal orofaryngeálnej sliznice (mukozitída), bolestivé prehĺtanie (odynofágia), ťažkosti s prehĺtaním (dysfágia), chrapot, sucho v ústach (xerostómia), bolesť v orofaciálnej oblasti, zmeny na koži (dermatitída), nevoľnosť, zvracanie a strata hmotnosti (nevoľnosť a zvracanie sú spektrom nežiaducich účinkov po chemoterapii, nie po rádioterapii

– pozn. prekl.). Tieto komplikácie môžu narušiť až oneskoriť lieč-
bu. Do istej miery sa tieto vedľajšie účinky vyskytujú u väčšiny
pacientov a časom odznejú. Závažnosť týchto vedľajších účinkov
je ovplyvnená rozsahom ochorenia, aplikovanou technikou RT,
lokalizáciou a šírením nádoru, celkovým zdravotným stavom
a spoluprácou pacienta (t. j. pokračujúcim fajčením, konzumá-
ciou alkoholu).

Poškodenie kože

Žiarenie môže spôsobiť popáleniny pokožky podobné spáleniu,
ktoré sa môžu chemoterapiou ešte zhoršiť. Pred rádioterapiou
je odporúčané vyhnúť sa vystaveniu možným dráždivým vply-
vom, ktoré by mohli zmeniť hĺbku prenikania žiarenia. Môžu to
byť chemické látky, priame slnko, vietor a lokálna aplikácia kré-
mov a mastí. Existujú prípravky starostlivosti o pokožku, ktoré sa
počas ožarovania môžu použiť na zvlhčenie a ochranu pokožky.

Sucho v ústach

Strata produkcie slín (xerostómia) súvisí s dávkou ožarovania
a ožiareným objemom tkaniva slinných žliaz. Pitie vhodných
tekutín, vyplachovanie úst pomáha osviežiť ústa, uvoľniť husté sli-
ny a zmierniť bolesť. (V rámci akútnych zmien môžu mať pacienti
aj zvýšené slinenie, pocit zvýšeného slinenia vzniká v dôsledku
zmeny zloženia slín, kedy prevládne podiel mucinóznej zlož-

ky, tzv. väzké spútum, ktoré zostáva na slizniciach. Xerostómia sa môže objaviť počas rádioterapie a môže pretrvávať dlhodobo až trvale. Zvyčajne sa jej závažnosť v priebehu mesiacov po liečbe znižuje, najmä pri šetrení slinných žliaz novými technikami rádioterapie – pozn. rec.). Zlepšeniu napomáhajú aj umelé sliny a neustále zvlhčovanie úst vodou.

Zmeny chuti

Ožiarenie môže vyvolať zmeny chuti a bolesti jazyka, čo môže viesť aj k zníženiu príjmu potravy. Zmenená chuť a bolesť jazyka sa u väčšiny pacientov postupne stráca v priebehu šiestich mesiacov po liečbe. V niektorých prípadoch sa chuť úplne neobnoví a pacienti pociťujú trvalé zmeny chuti.

Zápal sliznice úst a hltana (mukozitída)

Radiácia a chemoterapia poškodzujú orofaryngeálnu sliznicu, čo vedie k mukozitíde. Vyvíja sa postupne, zvyčajne dva až tri týždne po začatí RT. Jej výskyt a závažnosť závisí od oblasti ožarovania, celkovej dávky a trvania RT. Chemoterapia môže stav zhoršiť. Mukozitída môže byť bolestivá a môže narušiť príjem potravy a výživu.

Manažment liečby zahŕňa dôkladnú ústnu hygienu, zmenu stravovania, podávanie lokálnych anestetík vrátane antibakteriálnych a protiplesňových prípravkov. Neodporúčame konzumovať pikantné, kyslé, ostré alebo horúce jedlá a alkohol. Sekundárne môžu vznikať bakteriálne, vírusové (napr. herpes) a plesňové (napr. kandida) infekcie. Bolesť odporúčame tlmiť – niekedy až pomocou opioidov alebo gabapentínu (gabapentín sa používa zvyčajne ako adjuvantný liek pri neuropatickej bolesti – pozn. rec.).

Mukozitída môže viesť až k nedostatočnej výžive, opakujúcim sa stavom dehydratácie a úbytku hmotnosti. U týchto pacientov je potrebné zvážiť príjem výživy pomocou gastrostómie.

Orofaciálna bolesť

Orofaciálna bolesť je častá a vyskytuje sa pred RT u polovice pacientov s nádorom hlavy a krku. Počas liečby je prítomná u osemdesiat percent pacientov. Pol roka po liečbe pretrváva asi u jednej tretiny pacientov. Bolesť môže byť spôsobená mukozitídou, ktorá sa môže zhoršiť súčasným podávaním chemoterapie. Okrem toho môže byť spôsobená samotným poškodením tumorom, infekciou, zápalom a zjazvením tkaniva v dôsledku chirurgického výkonu alebo inej liečby. Manažment liečby bolesti zahŕňa použitie analgetík (pozri v kapitole 12 – Manažment bolesti).

Nevoľnosť a zvracanie

Vplyvom chemoterapie často dochádza k nevoľnosti – zvyčajne v čase od dvoch do šiestich hodín po aplikácii chemoterapie.

Nevoľnosť môže byť sprevádzaná zvracaním. (Chemoterapia v niektorých prípadoch sprevádza rádioterapiu, preto ponechávame tento text aj v kapitole o nežiaducich účinkoch rádioterapie – pozn. prekl.)
Postup pri nevoľnosti:

- Jedzte malé jedlá častejšie po celý deň namiesto troch veľkých jedál. Nevoľnosť je horšia, ak je žalúdok prázdny.

- Zostaňte uvoľnený, jedzte pomaly a jedlo kompletne rozžujte.

- Jedzte potraviny studenej alebo izbovej teploty. Nevoľnosť môže vyvolať aj vôňa teplých potravín.

- Vyhýbajte sa ťažko stráviteľným jedlám, ako sú korenené jedlá alebo potraviny s vysokým obsahom tuku, prípadne jedlá servírované s veľkým množstvom omáčok.

- Po jedle si oddýchnite. Ležte s hlavou zdvihnutou asi o 30 cm. Nápoje pite medzi jedlami namiesto pitia spolu s jedlom.

- Zabráňte dehydratácii tým, že budete piť niekoľko pohárov tekutín denne. Vhodné sú studené nápoje, kocky ľadu, zmrzlina alebo želatína.

- Viac jedla prijmite vtedy, keď vám nie je veľmi nevoľno.

- Informujte poskytovateľa zdravotnej starostlivosti pred každou liečbou, ak sa u vás objaví pretrvávajúca nevoľnosť.

- Pretrvávajúce zvracanie riešte okamžite, aby nedošlo k dehydratácii.

- Užívajte lieky proti nevoľnosti (po odporúčaní lekára).

- Pretrvávajúce zvracanie môže mať za následok stratu veľkého množstva vody a živín v tele. Ak zvracanie pretrváva viac ako trikrát denne a nepijete dostatok vody, môže dôjsť k dehydratácii. Dehydratácia v prípade, ak sa nelieči, môže spôsobiť vážne komplikácie.

Medzi príznaky dehydratácie patrí:

- malé množstvo moču,

- tmavý moč,

- rýchla srdcová frekvencia,

- bolesť hlavy,

- začervenaná a suchá pokožka,

- povlečený jazyk,

- podráždenosť a zmätenosť.

Pretrvávajúce zvracanie môže znižovať účinnosť liekov. V prípade pretrvávajúceho zvracania sa dočasne odporúča zastaviť chemoterapiu. Intravenózne podávanie tekutín pomáha telu získať potrebné živiny a elektrolyty.

Únava

Únava je jedným z najčastejších vedľajších účinkov RT. Rádioterapia môže spôsobiť kumulatívnu únavu (t. j. únava, ktorá sa časom zvyšuje). Zvyčajne trvá tri až štyri týždne po ukončení liečby, ale môže trvať až dva či tri mesiace.

Faktory, ktoré prispievajú k výraznejšej únave, sú anémia, zníženie príjmu potravy a tekutín, lieky, hypotyreóza (nedostatočná funkcia štítnej žľazy), bolesť, stres, depresia, nedostatok spánku (nespavosť) a nedostatočný odpočinok. Únavu môže zmierniť odpočinok, fyzicky nenáročný režim a náprava vyššie uvedených faktorov.

Iné vedľajšie účinky

Do tejto skupiny zaraďujeme sťažené otváranie úst (trizmus) a problémy so sluchom (problémy so sluchom môžu vznikať aj po niektorých chemoterapeutikách, napr. cisplatina – pozn. prekl.).

2. NESKORÉ VEDĽAJŠIE ÚČINKY

Medzi neskoré vedľajšie účinky RT patrí suchosť v ústach, (xerostómia), odumretie kostí v blízkosti ožarovaného poľa (osteorádionekróza), tuhosť ožarovaných tkanív (fibróza), opuch mäkkých tkanív (lymfedém), znížená funkcia štítnej žľazy (hypotyreóza) a poškodenie krčných štruktúr.

Trvalá suchosť v ústach

Sucho v ústach (xerostómia) sa u väčšiny ľudí časom zlepšuje, ale v niektorých prípadoch môže trvať aj dlhý čas. Sucho v ústach sa koriguje náhradami slín a častým popíjaním hltov vody. To však môže viesť k častému močeniu v noci, najmä u mužov s hyperpláziou prostaty a u pacientov s malým močovým mechúrom. Ako medikamentózna liečba sú dostupné napr. slinné stimulanty (sialagogá), pilokarpín, amifostín (tento liek je pomerne drahý a nie je navhodnejší na liečbu chronickej xerostómie – pozn. rec.), cevimelín alebo alternatívne možnosti ako akupunktúra (dôležité sú umelé sliny, u nás v SR Gelclair, Caphosol, ako aj kloktanie sódy bikarbóny, výborne funguje zmes asi 5 g jedlej sódy a malého množstva soli, asi 0,5 g v 200 ml vody – pozn. prekl.).

Osteorádionekróza sánky

Ide o potenciálne závažnú komplikáciu, ktorá môže vyžadovať chirurgický výkon a rekonštrukciu. V závislosti od miesta a rozsahu lézie môže byť príznakom bolesť, zápach z úst, zmeny chute (dysgeúzia), „nepríjemný pocit" v ústach, znecitlivenie (anestézia), trizmus, ťažkosti so žuvaním a rečou, vznik fistuly, patologické zlomeniny a lokálne sa šíriaca alebo systémová infekcia. Dolná čeľusť (sánka, mandibula) je najčastejšie poškodená kosť, najmä u pacientov liečených na rakovinu dutiny ústnej. Poškodenie hornej čeľuste (maxila) je zriedkavé vďaka kolaterálnemu krvnému obehu, ktorý sa do nej dostáva.

Hlavnými faktormi rozvoja osteorádionekrózy sú extrakcia a ochorenie zubov v ožiarených oblastiach (pozri kapitola 14. Problémy so zubami). Ak sú zuby v ožarovanej oblasti kariézne a nie je ich možné ošetriť plombovaním alebo výplňou, odporúča sa ich pred RT odstrániť.

Kariézny zub môže slúžiť ako zdroj infekcie čeľuste, ktorá je po ožarovaní obzvlášť ťažko liečiteľná. Ošetrenie kariézneho chrupu pred RT môže znížiť riziko výskytu týchto komplikácií. Mierny stupeň osteorádionekrózy možno liečiť konzervatívne, t. j. debridementom, antibiotikami a príležitostne ultrazvukom. Ak je nekróza rozsiahla, pristupuje sa často k radikálnej resekcii, po ktorej nasleduje mikrovaskulárna rekonštrukcia.

Tento problém možno zmierniť zubnou profylaxiou (pozri kapitola 14. Problémy so zubami). Pri problémoch so zubami môže pomôcť špeciálne ošetrenie fluoridmi spolu s čistením zubnou kefkou, dentálnou niťou a pravidelným čistením zubného kameňa.

Hyperbarická kyslíková terapia (HBO – Hyperbaric oxygen therapy) sa používa často u rizikových pacientov alebo u pacientov s rozvinutou osteorádionekrózou čeľuste. Dostupné údaje o klinickom prínose HBO pri prevencii a liečbe osteorádionekrózy si však navzájom odporujú (pozri v kapitole 14 – Liečba kyslíkom v pretlakovej komore). Pred extrakciou alebo zubným chirurgickým výkonom by mali pacienti informovať zubára, že podstupujú alebo podstúpili RT. Osteorádionekróze možno zabrániť podávaním série HBO liečby pred a po týchto výkonoch. Odporúča sa to v oblasti, ktorá bola vystavená vysokej dávke žiarenia a je v nej lokalizovaný kariézny zub. Pri určovaní rozsahu predchádzajúcej expozície odporúčame konzultáciu s radiačným onkológom, ktorý ožarovanie odporúčal.

Fibróza a trizmus

Vysoké dávky žiarenia v oblasti hlavy a krku môžu viesť k zmnoženiu tkaniva – fibróze. Tento stav sa môže po operácii v oblasti hlavy a krku v dôsledku procesov hojenia zhoršiť. Na krku sa môže rozvinúť stuhnutie tkaniva, ktoré obmedzuje pohyb pacienta. Neskorý nástup fibrózy sa môže vyskytnúť aj v oblasti hltana a pažeráka, čo vedie k obmedzeniu prehĺtania alebo problémom s temporomandibulárnym čeľustným kĺbom.

Fibróza žuvacích svalov môže viesť k neschopnosti otvoriť ústa (trizmus, zablokovanie sánky), ktorá sa postupom času môže zhoršovať.

Vo všeobecnosti platí, že príjem potravy u pacientov s fibrózou je ťažší, ale artikulácia nie je ovplyvnená. Tento stav pred RT sa ešte môže zhoršiť chirurgickým výkonom. Trizmus sa vyvíja najmä u pacientov s nádormi nosohltana, podnebia a maxilárnej dutiny (takisto aj ústnej dutiny – pozn. prekl.). Ožiarenie vysoko vaskularizovaného temporomandibulárneho kĺbu (TMK) a žuvacích svalov často vedie k trizmu. Chronický trizmus postupne vedie k fibróze. Trizmus bráni správnej starostlivosti a liečbe ústnej dutiny a môže spôsobiť deficity v reči a prehĺtaní. Aby nedošlo k zhoršeniu stavu, nápomocné sú cvičenia čeľuste, úsilné otváranie úst a použitie rehabilitačnej pomôcky (dynamického otváracieho zariadenia – Therabite). Toto zariadenie sa čoraz častejšie používa počas RT ako prevencia trizmu.

Cvičenie znižuje napätie krku a zvyšuje rozsah jeho pohybu. Cvičenia na udržanie dobrej pohyblivosti krku po RT odporúčame vykonávať do konca života. Vhodnou možnosťou zmiernenia fibrózy je aj fyzikálna terapia, ktorá zároveň zmenšuje opuch. Čím skôr prebehne intervencia, tým lepšie pre pacienta. Novinkou je liečba pomocou externého lasera.

U chirurgicky liečených pacientov, ktorí následne absolvujú RT, môže byť fibróza v oblasti hlavy a krku ešte rozsiahlejšia. Fibróza po ožarovaní môže postihovať aj kožu a podkožné tkanivá, čo spôsobuje nepohodlie a lymfedém. Na vyriešenie problémov s prehĺtaním (dysfágiou) u pacientov s fibrózou po chirurgickom výkone a/alebo chemoterapii odporúčame zmenu stravy a rehabilitáciu hltana (posilnenie hltana). Prehĺtacie cvičenia sa čoraz častejšie odporúčajú aj ako prevencia (pozri v kapitole 11. – Problémy s prehĺtaním). Vo vážnych prípadoch môže dôjsť k čiastočnému alebo až úplnému zúženiu orofaryngeálnej oblasti.

Problémy s hojením rán

U niektorých pacientov po laryngektómii môžu vzniknúť problémy s hojením rán, a to v pred- a pooperačne ožiarených oblastiach. U niektorých môže vzniknúť aj fistula (abnormálne spojenie medzi vnútrom hrdla a kožou na krku). Rany, ktoré sa hoja pomalšie, liečime antibiotikami a opakovanými prevazmi (pozri v kapitole 11. – Faryngokutánna fistula).

Lymfedém

K lymfedému vedie obštrukcia vývodov povrchových lymfatických uzlín. Výrazný edém hltana alebo hrtana môže narušiť dýchanie a vyžaduje si dočasnú alebo dlhodobú tracheostómiu. Lymfedém a iné poruchy funkcie ohrozujú pacientov spôsobením aspirácie (vdýchnutia cudzej látky) a vyžadujú sa tak iné formy stravovania (pozri kapitola 5. Lymfedém).

Hypotyreóza

Rádioterapia je takmer vždy spojená s hypotyreózou. Jej incidencia a výskyt sa líši; závisí od dávky a zvyšuje sa s časovým odstupom od RT (pozri v kapitole 12 – Nízka hladina hormónov štítnej žľazy (hypotyreóza) a jej liečba).

Neurologické poškodenie

RT na krku môže vplývať aj na miechu, čo má za následok transverzálnu myelitídu, známu ako „L'Hermittov príznak". Pacient to opisuje ako pocit elektrického šoku prejavujúci sa zvyčajne pri ohýbaní krku (flexii).

Tento stav zriedka progreduje do skutočnej transverzálnej myelitídy spojenej s Brown-Séquardovým syndrómom (strata citlivosti a motorickej funkcie spôsobená laterálnym prerušením miechy).

RT môže viesť aj k dysfunkcii periférneho nervového systému v dôsledku vonkajšej kompresnej fibrózy mäkkých tkanív a následného zníženého prísunu krvi. Bolesť, strata citlivosti a slabosť sú najčastejšie pozorované klinické znaky dysfunkcie periférneho nervového systému. Pozorovať môžeme aj autonómnu dysfunkciu, ktorá sa prejaví ortostatickou hypotenziou (abnormálnym poklesom krvného tlaku pri postavení sa) a iné abnormality.

Poškodenie ucha (ototoxicita)

Ožiarenie v oblasti ucha môže viesť k závažnému zápalu stredného ucha s výtokom. Vysoké dávky žiarenia môžu spôsobiť senzorineurálnu poruchu sluchu (poškodenie vnútorného ucha, sluchového nervu alebo mozgu).

Poškodenie štruktúr krku

Edém krku a fibróza tkanív sú po RT bežné. Poradiačný opuch krku môže časom stvrdnúť (sfibrotizovať) a spôsobiť stuhnutosť krku. Stuhnutie okolia môže spôsobiť aj poškodenie krčnej tepny – napríklad jej zúženie (t. j. stenózu), čo môže viesť k mozgovej príhode, prasknutiu tejto cievy, tvorbe orofaryngokutánnej fistuly (posledné dve poškodenia môžu vzniknúť aj po chirurgickej liečbe) a poškodeniu baroreceptorov v cieve, ktoré vedie k trvalej a záchvatovitej hypertenzii.

Je dôležité diagnostikovať stenózu krčnej tepny skôr, ako dôjde k mozgovej príhode. Diagnostikujeme ju ultrazvukom alebo angiografiou.

Liečba spočíva v odstránení obštrukcie (endarterektómia), umiestnení stentu (t. j. pomôcky na rozšírenie tepny) alebo chirurgickej náhrady poškodenej tepny.

Hypertenzia spôsobená poškodením baroreceptorov

Ožiarenie hlavy a krku môže poškodiť baroreceptory pri krčnej tepne. Baroreceptory (snímače krvného tlaku) pomáhajú pri regulácii krvného tlaku tak, že zaznamenávajú tlak krvi a posielajú informácie o zvýšení alebo znížení periférnej cievnej rezistencie a srdcového výdaja do centrálneho nervového systému. U niektorých pacientov sa po RT vyvinie labilná alebo paroxyzmálna hypertenzia.

Labilná hypertenzia: Pri tomto type hypertenzie počas dňa krvný tlak kolíše oveľa viac ako obvykle. Môže rýchlo stúpať z nízkych (napr. 120/80 mmHg) na vysoké hodnoty (napr. 170/105 mmHg). V mnohých prípadoch sú tieto výkyvy asymptomatické, ale môžu byť spojené aj s bolesťou hlavy. Zvyčajne je zvýšenie krvného tlaku podmienené stresom alebo emočnou tiesňou.

Paroxyzmálna hypertenzia: Pri tomto type hypertenzie vykazujú pacienti náhle zvýšenie krvného tlaku (môže byť vyšší ako 200/110 mmHg) spojené s rýchlym nástupom nepríjemných fyzických symptómov, ako je bolesť hlavy, bolesť na hrudníku, závraty, nevoľnosť, búšenie srdca, návaly a potenie. Epizódy môžu trvať od 10 minút do niekoľkých hodín a môžu sa vyskytnúť raz za niekoľko mesiacov alebo až raz alebo dvakrát denne. Medzi epizódami je krvný tlak normálny alebo zvýšený. Pacienti častokrát nedokážu identifikovať zjavné psychologické faktory vyvolávajúce paroxyzmy. Ako prvé sa musia sa vylúčiť patologické stavy (napr. feochromocytóm).

Oba tieto typy vysokého krvného tlaku sú závažné a mali by sa liečiť. Manažment nie je jednoduchý a mal by ho vykonávať skúsený odborník. (Viac informácií o komplikáciách RT nájdete na webovej stránke National Cancer Institute, pozn. prekl.)

KAPITOLA 4:

Vedľajšie účinky chemoterapie pri rakovine hlavy a krku

Chemoterapia (CHT), liečba nádorového ochorenia pomocou cytostatík, sa používa u väčšiny pacientov s metastatickým alebo pokročilým recidivujúcim karcinómom hlavy a krku ako liečebná modalita. Výber celkovej liečby je ovplyvnený predchádzajúcou liečbou chemoterapeutikami a všeobecnými pravidlami podľa orgán zachovávajúceho protokolu. Cieľom podpornej starostlivosti je prevencia infekcie spôsobenej závažným potlačením funkcie kostnej drene a udržanie primeranej výživy.

Medzi terapeutické možnosti patrí monoterapia a kombinácia liečebných režimov s konvenčnou cytotoxickou chemoterapiou a/alebo molekulárne cielenými liečivami. Súčasťou je optimálna podporná starostlivosť. Chemoterapia sa podáva v cykloch, striedajú sa doby liečby a odpočinku. Liečba môže trvať niekoľko mesiacov alebo aj dlhšie.

Chemoterapeutické lieky, ktoré sa obvykle podávajú intravenózne, pôsobia na organizmus tak, že narúšajú rast rakovinových buniek. Chemorádioterapia je chemoterapia s ožarovaním (RT), podávaná na liečbu nádoru hlavy a krku. Chemoterapia má viacero možností. Môže sa podať ako adjuvantná chemoterapia alebo ako neoadjuvantná chemoterapia. Adjuvantná chemoterapia sa používa na liečbu po operácii na zníženie rizika návratu rakoviny a na likvidáciu buniek, ktoré by sa mohli šíriť. Neoadjuvantná chemoterapia sa podáva pred chirurgickým zákrokom, aby sa zmenšila veľkosť nádoru, čím sa nádor ľahšie odstráni. Chemoterapia podávaná pred chemorádioterapiou sa nazýva indukčná chemoterapia.

Vedľajšie účinky chemoterapie

Charakter a prejavy vedľajších účinkov CHT sa u jednotlivých pacientov líšia. Niektorí pacienti majú málo vedľajších účinkov, zatiaľ čo iní ich majú viac. Mnoho z nich nemá vedľajšie účinky až do konca liečby a pre väčšinu netrvajú dlho. Vedľajšie účinky sú horšie pri kombinovanej chemorádioterapii, ale zvyčajne postupne vymiznú po ukončení liečby. Zároveň veľmi závisia od použitého cytostatika. Vyskytujú sa preto, lebo cytostatiká zabíjajú všetky aktívne rastúce bunky vrátane buniek tráviaceho traktu, vlasových folikulov, kostnej drene (ktorá vytvára červené a biele krvinky) a rakovinových buniek.

Najčastejšie vedľajšie účinky sú pocit na zvracanie (nauzea), zvracanie, hnačka, vredy na slizniciach – mukozitída (vedie k problémom s prehĺtaním a citlivosťou úst a krku), zvýšená náchylnosť na infekciu, chudokrvnosť (anémia), vypadávanie vlasov, celková únava, znížená citlivosť v rukách a nohách, strata sluchu, poškodenie obličiek, zvýšené krvácanie a problémy s rovnováhou. Onkológ a ďalší špecialisti tieto vedľajšie účinky sledujú a liečia. Medzi najčastejšie vedľajšie účinky patrí:

Znížená odolnosť voči infekcii

Chemoterapia môže dočasne spôsobiť zníženie produkcie bielych krviniek (neutropéniu) a pacient sa stáva náchylnejším na infekcie. Tento stav sa začína asi sedem dní po liečbe a najvyšší pokles odolnosti voči infekcii je približne 10 až 14 dní po ukončení chemoterapie. Vtedy sa krvné bunky začínajú zväčšovať a vracať do normálneho stavu pred podaním ďalšieho cyklu chemoterapie. Medzi príznaky infekcie patrí horúčka nad 38 °C a/alebo náhly pocit choroby. Pred pokračovaním chemoterapie sa vykonávajú krvné testy, aby sa zaistilo, či došlo k regenerácii bielych krviniek. Ďalšie podávanie chemoterapie sa môže oneskoriť, kým nedôjde k regenerácii krviniek.

Modriny alebo krvácanie

Chemoterapia môže podporovať tvorbu modrín alebo zvýšené krvácanie, keďže znižuje tvorbu krvných doštičiek, ktoré pomáhajú pri zrážaní krvi. Prítomné je krvácanie z nosa, petechie, vyrážky na koži alebo krvácanie z ďasien.

Anémia (chudokrvnosť)

Chemoterapia môže viesť aj k anémii (nízky počet červených krviniek). Pacient sa cíti unavený a ľahko sa zadýcha. Závažný stupeň anémie sa lieči liekmi podporujúcimi tvorbu červených krviniek alebo krvnými transfúziami.

Strata vlasov

Niektoré cytostatiká spôsobujú vypadávanie vlasov. Vlasy takmer vždy dorastú späť v období 3 – 6 mesiacov po ukončení chemoterapie. Medzitým môže pacient nosiť parochňu, klobúk alebo šatku.

Bolesť v ústach a afty

Niektoré cytostatiká spôsobujú bolesť v ústach (pre rádioterapii hovoríme o mukozitíde, pri chemoterapii o stomatitíde – pozn. rec.), ktorá narúša žuvanie a prehĺtanie, spôsobuje orálne krvácanie, problémy s prehĺtaním (dysfágiu), dehydratáciu, pálenie záhy, zvracanie, nevoľnosť (nauzeu) a citlivosť na slané, korenené, horúce a studené potraviny. Tieto látky môžu tiež spôsobiť afty v dutine ústnej, čo zhoršuje príjem potravy.

Nauzea a zvracanie sa môžu liečiť liekmi proti nevoľnosti (anti-emetiká). Zlepšeniu stavu pomáhajú taktiež pravidelné výplachy úst. Tieto vedľajšie účinky vplývajú na prehĺtanie a výživu, preto sa odporúča obohatiť stravu výživnými nápojmi alebo polievkami. Na udržanie primeranej výživy odporúčame konzultáciu dietoló-ga. Cytotoxické látky najčastejšie spojené s ťažkosťami v orálnej, faryngeálnej alebo ezofageálnej fáze prehĺtania (dysfágia) sú anti-metabolity, ako je metotrexát a fluóruracil. Rádiosenzibilizačné chemoterapie, určené na zvýšenie účinkov ožarovania, tiež zhor-šujú vedľajšie účinky a vedú k radiačnej mukozitíde.

Únava

Chemoterapia ovplyvňuje pacientov rôznymi spôsobmi. Niektorí sú počas liečby schopní viesť normálny život, iní zistia, že sú veľmi slabí, unavení a pracujú pomalšie. Akékoľvek cytostatikum môže spôsobiť únavu. Tá môže trvať niekoľko dní alebo pretrváva aj po ukončení liečby. Lieky, ktoré často spôsobujú únavu, sú vinkristín, vinblastín a cisplatina. Faktory, ktoré prispievajú k únave, sú anémia, zníženie príjmu potravy a tekutín, lieky, hypotyreóza, bolesť, stres, depresia, nedostatok spánku (nespavosť) a málo odpočinku. Únavu zmierni dobrý odpočinok, úspora energie a korekcia vyš-šie uvedených faktorov.

(Viac informácii nájdete na webovej stránke National Cancer Institute: http://www.cancer.gov/cancertopics/pdq/supportiveca-re/oralcomplications/Patient/page5)

KAPITOLA 5:

Lymfedém, opuchy krku a necitlivosť kože po ožarovaní a chirurgickom výkone

Lymfedém

Lymfatické cievy odvádzajú tekutinu z tkanív celého tela a umožňujú tak imunitným bunkám premiestňovať sa po tele. Lymfedém je lokalizovaná retencia (t. j. zastavenie) lymfatických tekutín bohatých na proteíny v priestore medzi bunkami, s následným vznikom opuchu tkanív. Spôsobuje chronický zápal a reaktívnu fibrózu postihnutého tkaniva. Je to bežná komplikácia ožarovania a chirurgickej liečby rakoviny hlavy a krku. Ožiarenie vytvára jazvy, ktoré narúšajú funkciu lymfatických orgánov. Krčné lymfatické uzliny sa zvyčajne vyberajú počas odstraňovania nádoru hlavy a krku. Počas chirurgického výkonu chirurg štandardne okrem tumoru odstraňuje lymfatický drenážny systém. Senzitívne nervy v oblasti krku, brady a za ušami sú taktiež prerušené, čo vedie k znecitliveniu danej oblasti. Keďže väčšina lymfatických ciev je natrvalo prerušená, odtok lymfy z operovanej oblasti trvá omnoho dlhšie, čoho dôsledkom je vznik opuchov. Vzniknutú pooperačnú situáciu môžeme prirovnať k silnému dažďu. Odtokový systém je prerušený, lymfa stagnuje a nemá kam odtekať. Výsledkom toho je, že časť lymfatickej tekutiny nemôže znova vstúpiť do systémového obehu a hromadí sa v tkanivách. U pacientov s rakovinou hlavy a krku sa môžu vyvinúť dva typy lymfedému: vonkajší viditeľný opuch kože alebo mäkkých tkanív a vnútorný opuch sliznice hltana a hrtana. Lymfedém sa zvyčajne vyvíja pomaly, je progresívny, zriedka bolestivý, spôsobuje pocit ťažoby a niekedy bolesti danej oblasti a môže viesť k zmenám kože.

Lymfedém má niekoľko stupňov:

Stupeň 0: Fáza latencie – žiadny viditeľný alebo hmatateľný edém.

Stupeň 1: Vznik opuchov bohatých na proteíny, jamkovitých opuchov, ktoré v stoji zmenšujú svoju veľkosť.

Stupeň 2: Zhoršujúce sa priehlbiny, proliferácia spojivového tkaniva (fibróza).

Stupeň 3: Bez jamiek, prítomnosť fibrózy, sklerózy a kožných zmien.

Lymfedém hlavy a krku môže spôsobiť niekoľko funkčných porúch. Sú to:

- ťažkosti s dýchaním,

- zhoršenie zraku,

- motorické obmedzenia (znížený pohyb krku, stuhnutosť čeľustí alebo trizmus, ťažoba na hrudi),

- senzorické obmedzenia,

- problémy s rečou, hlasom a prehĺtaním (neschopnosť použiť elektrolarynx, ťažkosti s artikuláciou, slinením a vytekaním potravy z úst),

- psychické a emočné problémy (depresia, frustrácia a rozpaky).

S odstupom času od operácie nájde lymfa nové spôsoby odtoku a opuch sa zmenšuje. Špecialisti zaoberajúci sa zmenšením opuchu (zvyčajne fyzioterapeuti) môžu pacientovi pomôcť so zlepšením drenáže a skrátiť čas trvania opuchu. Tieto rehabilitácie môžu zabrániť vzniku trvalého opuchu oblasti až rozvoju fibrózy.

Liečba lymfedému zahŕňa:

- manuálnu lymfodrenáž (tvár a krk, hlboké lymfatické cesty, trup, intraorálna oblasť),

- kompresívne obväzy a odevy,

- cvičenia,

- starostlivosť o kožu,

- elastickú terapeutickú pásku (kinesiotape),

- onkologickú rehabilitáciu,

- diuretiká, chirurgické odstránenie opuchu, liposukciu, kompresné pumpy a zvýšenie polohy hlavy, ktoré sú neúčinné, ak sa použijú samostatne.

Pocit tlaku na krku a opuch spôsobený lymfedémom v priebehu času ustupuje. Odporúčame pacientovi spať s hornou časťou tela vo zvýšenej polohe, keďže gravitácia urýchľuje proces odtoku lymfy. Fyzioterapeut môže naučiť pacienta manuálnu lymfodrenáž, ktorá pomáha pri zmenšovaní opuchu. Manuálna drenáž lymfy pozostáva z jemnej masáže pokožky, ktorá uvoľňuje zablokovaný odtok lymfy do krvného riečiska. Dôležitú úlohu pri podpore lymfatického odtoku zohráva pohyb a cvičenie. Fyzioterapeut naučí pacienta špecifické cvičenia na zlepšenie rozsahu pohybu hlavy a krku. Taktiež odporučí neelastické obväzy alebo kompresné odevy na nosenie v domácom prostredí. Tieto obväzy a odevy vyvíjajú mierny tlak na postihnuté oblasti a zabraňujú vzniku opuchu. Obväz sa prikladá podľa pokynov odborníka. Existuje niekoľko možností ako, v závislosti od lokalizácie lymfedému, zlepšiť pohodlie a zabrániť komplikáciám, ktoré tlakom môžu vzniknúť. Sú aj cvičenia na zníženie napnutia krku a zvýšenie rozsahu jeho pohyblivosti. Tieto cvičenia je potrebné vykonávať po celý život, aby sa dobrá pohyblivosť krku udržala. Platí to najmä v prípade, ak je stuhnutosť krku spôsobená ožarovaním. Odporúčaná je aj fyzikálna liečba, ktorá dokáže zmierniť stupeň fibrózy. Čím skôr ju pacient začne, tým lepšie. Existuje nová liečebná metóda, ktorá redukuje lymfedém, fibrózu a stuhnutosť svalov krku pomocou externého lasera. Využíva sa pri nej nízkoenergetický laserový lúč, ktorý podáva skúsený fyzioterapeut. Laserový lúč preniká do tkanív, v ktorých je absorbovaný bunkami a mení v nich metabolické procesy. Táto liečba dokáže zmenšiť lymfedém na krku a na tvári a zväčšiť rozsah pohybu hlavy. Je bezbolestná a vykonáva sa umiestnením laserového prístroja na niekoľko miest na koži krku v približne 10-sekundových intervaloch.

V okolí pacienta sú väčšinou dostupní odborníci na fyzikálnu terapiu, ktorí sa špecializujú na liečbu opuchov. Poraďte sa s lekárom, aby ste zistili, či je fyzioterapia pre vás vhodnou liečebnou možnosťou. O liečbe lymfedému sa dozviete viac na stránke http://www.Lymphnet.org/resourceGuide/findTreatment.htm. Na tomto webe je zoznam odborníkov zaoberajúcich sa liečbou lymfedému v Severnej Amerike, Európe a Austrálii. Sprievodca individuálnej masáže tváre a krku je dostupný na http://www.aurorahealthcare.org/FYWB_pdfs/x23169.pdf

Necitlivosť kože po operácii

Krčné lymfatické uzliny sa štandardne odstraňujú počas chirurgickej resekcie tumoru. Počas chirurgického výkonu sú častokrát prerušené aj niektoré nervy zásobujúce dolnú časť tváre a krk. V oblastiach prestúpených týmito nervami následne vzniká znecitlivenie. Niektoré znecitlivené oblasti môžu pooperačne znovu získať citlivosť v nasledujúcich mesiacoch, iné môžu zostať znecitlivené natrvalo. Väčšina pacientov si na necitlivosť zvykne a dokáže sa v bežnom živote vyhnúť poškodeniu kože ostrými predmetmi, teplom alebo mrazom. Muži sa naučia postihnutú oblasť pri holení elektrickým strojčekom nezastrihnúť. Necitlivú pokožku treba chrániť pred spálením slnkom použitím opaľovacieho krému a/alebo ju dôkladne zakryť odevom. Omrznutiu možno predísť zakrytím oblasti šatkou.

KAPITOLA 6:

Možnosti tvorby hlasu
po laryngektómii

Napriek tomu, že totálna laryngektómia znamená odstránenie celého hrtana, väčšina pacientov si po laryngektómii si dokáže osvojiť nový spôsob hovorenia. Asi 85 – 90 % pacientov po laryngektómii sa naučí hovoriť s použitím troch hlavných metód, ktoré sú opísané nižšie. Približne 10 % pacientov nekomunikuje verbálne, ale používa počítačové alebo iné metódy komunikácie.

Ľudia normálne rozprávajú tak, že vydychovaný vzduch z pľúc rozvibruje hlasivky. Tieto vibrácie sú modifikované v ústach pomocou jazyka, pier a zubov, čím sa tvorí reč. Hlasivky, ktoré sú zdrojom vibrácií, totálna laryngektómia odstráni, ale existujú iné formy tvorby reči novými spôsobmi vedenia vzduchu a vibráciami iných častí dýchacích ciest. Ďalšou metódou je tvorba vibrácií náhradným zdrojom, ktorý umiestnime na vonkajšiu stranu krku alebo ústa a zapojením rôznych častí rečového ústrojenstva vytvárame reč. Metódy, ktoré možno využiť, závisia od typu chirurgického výkonu. Niektorí pacienti sú limitovaní jednou metódou, iní môžu zvoliť z niekoľkých možností. Každá metóda má jedinečné vlastnosti, výhody a nevýhody. Cieľom nového spôsobu hovorenia je uspokojenie komunikačných potrieb každého pacienta po laryngektómii. Logopédi pomáhajú a vedú pacientov k správnemu používaniu zvolenej metódy, aby bola ich reč čo najzrozumiteľnejšia. Reč sa výrazne zlepšuje medzi šiestym až dvanástym mesiacom od operácie (totálnej laryngektómie). Aktívna rehabilitácia hlasu je dôležitá pre dosiahnutie lepšej funkčnosti reči. Tri hlavné metódy tvorby hlasu po laryngektómii sú:

1. TRACHEOEZOFAGEÁLNA REČ

Pri tracheoezofageálnej reči je vzduch z pľúc vydychovaný z priedušnice do pažeráka cez malú silikónovú hlasovú protézku. Protézka spája pažerák s priedušnicou a vibrácie generuje dolná časť hltana (obrázok 2). Vkladá sa do otvoru (nazývaného tracheoezofageálna punkcia alebo TEP). Punkciu vytvorí chirurg v zadnej časti tracheostómie. Vykonáva sa na zadnej strane priedušnice (trubica na dýchanie) a vedie do pažeráka (trubica, ktorou sa dostáva jedlo do žalúdka). Otvor medzi priedušnicou a pažerákom možno urobiť počas laryngektómie (primárna punkcia) alebo po zhojení operačnej rany (sekundárna punkcia). Do tohoto otvoru sa vkladá malá trubička, hlasová protézka, ktorá zabraňuje zavretiu punkcie. Na konci zo strany pažeráka má trubička jednostranný ventil. Ventil umožňuje vzduchu vstupovať do pažeráka, ale zabraňuje prehĺtaným tekutinám prejsť cez protézku do oblasti priedušnice a pľúc. Hovorenie je umožnené dočasným uzavretím stómy a presmerovaním vydýchnutého vzduchu cez protézku do pažeráka. Dosiahnuť sa to dá utesnením prstom alebo stlačením špeciálneho filtra, ktorý je nad stómou. Ide o výmenník tepla a vlhkosti (HME – Heat and Moisture Exchanger, v slovenčine „umelý nos"). HME čiastočne obnovuje stratené funkcie nosa. Niektorí ľudia používajú „hands free" HME (automatický hovoriaci ventil), ktorý sa aktivuje hovorením (pozri v kapitole 9 – Používanie „hands free" HME).

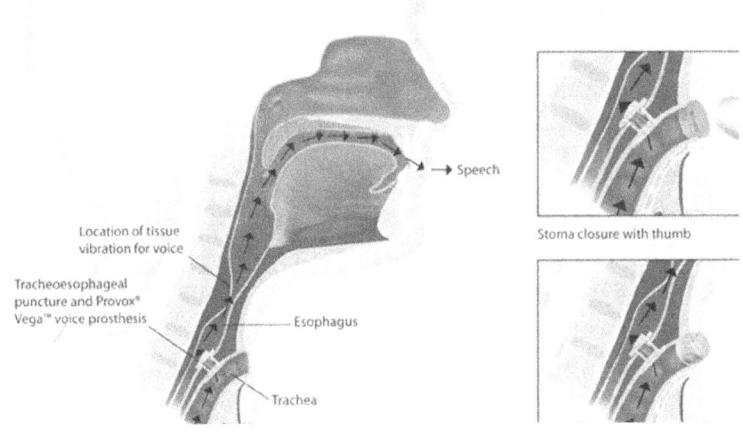

Obrázok 2 Tracheoezofageálna hlasová protézka

Po oklúzii stómy vydýchnutý vzduch z pľúc prechádza cez protézku do pažeráka a vibruje stenou hornej časti pažeráka. Tieto vibrácie sa šíria do úst a sú upravené pomocou jazyka, pier a zubov, čím vytvárajú hlásky reči. Existujú dva typy hlasovej protézky: typ menený pacientom alebo inou osobou a typ fixovaný, ktorý musí meniť zdravotník (otorinolaryngológ alebo logopéd). HME alebo „hands free" ventil si môže pacient pripevniť rôznymi spôsobmi: pomocou lepiaceho krytu (alebo základne), ktorý sa pripevní alebo prilepí na kožu vpredu okolo stómy, pomocou laryngektomickej kanyly alebo gombíka umiestneného vnútri stómy. Pacienti, ktorí používajú hlasovú protézku, dosiahnu najlepšiu zrozumiteľnosť reči šesť až dvanásť mesiacov po totálnej laryngektómii.

2. EZOFAGEÁLNA REČ

Pri ezofageálnej reči vytvára vibrácie vzduch, ktorý je „grganý" z pažeráka (obrázok 3). Táto metóda nevyžaduje žiadne inštrumenty. Z troch hlavných typov reči po laryngektómii trvá učenie sa ezofageálnej reči zvyčajne najdlhšie. Má však významné výhody, ako je nezávislosť od nástrojov a iných pomôcok. Niektorí logopédi sami ovládajú ezofageálnu reč a pomáhajú pacientom po laryngektómii učiť sa túto metódu. Inštruktážne knihy či nahrávky taktiež pomáhajú pri učení sa tejto metódy.

Esophageal Speech

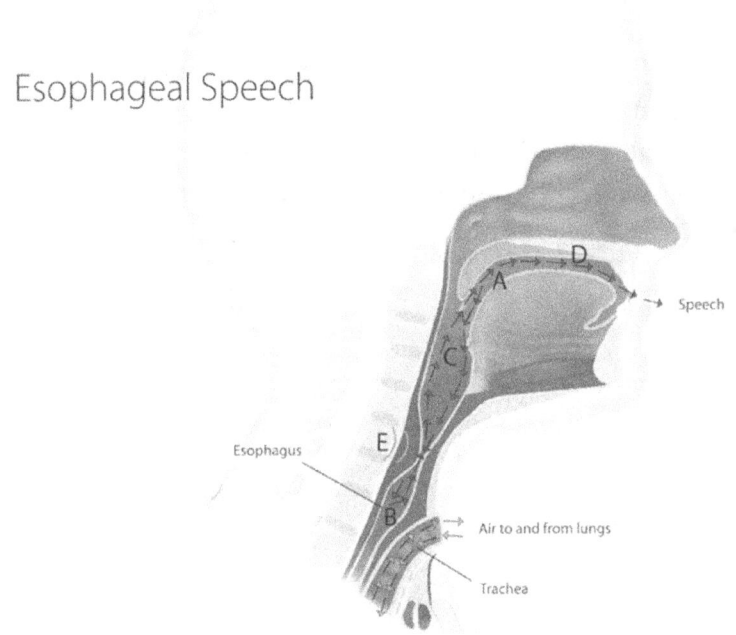

Obrázok 3: Ezofageálna reč

3. ELEKTROLARYNX ALEBO NÁHRADNÁ LARYNGEÁLNA REČ

Vibrácie pri tejto metóde reči tvorí externý vibrátor s batériou (nazývaný elektrolarynx alebo náhradný larynx), ktorý sa zvyčajne priloží na líce alebo pod bradu (obrázok 4). Produkuje bzučivé

61

vibrácie, ktoré sa prenášajú na hrdlo a ústa používateľa. Ten modifikuje zvuk na hlásky a reč pomocou úst.

Rozlišujeme dve hlavné cesty prenosu vibrácií vytvorených náhradným hrtanom do hrdla a úst (intraorálne). Jedna vedie priamo do úst trubičkou podobnou slamke a druhá cez pokožku krku alebo tváre. Pri druhom type sa elektrolarynx (EL) drží opretý o kožu tváre alebo krku.

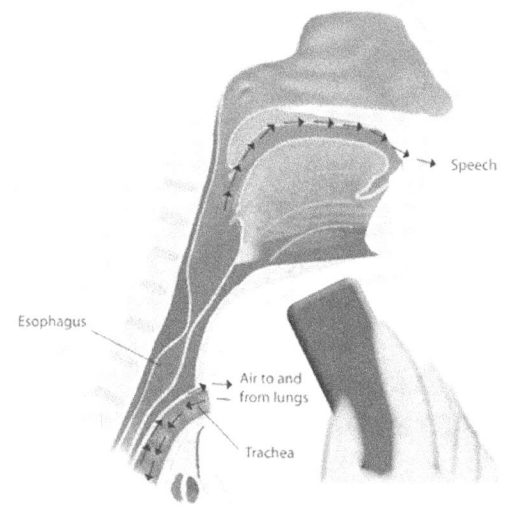

Obrázok 4: Využitie elektrolarynxu pri tvorbe reči

EL často používajú pacienti krátko po laryngektómii, kým sú hospitalizovaní. V tomto období sa preferuje intraorálna cesta vedenia vibrácií kvôli opuchu krku a pooperačnej rane a stehom. Veľa pacientov po laryngektómii sa neskôr naučí iný spôsob rozprávania. Stále však môžu používať EL ako zálohu v prípade, že sa vyskytnú problémy s inými metódami reči.

Iné metódy reči

Pneumatický náhradný larynx (nazývaný aj Tokyo larynx) je ďalšou dostupnou možnosťou tvorby reči. Táto metóda využíva vzduch z pľúc na vibráciu *koncovky*, ktorá produkuje zvuk (obrázok 5). Pohárik zariadenia je vložený do stómy a jeho trubička do úst. Zvuk sa tvorí dodaním vzduchu cez trubičku do úst. Zariadenie na fungovanie nepotrebuje batérie a je relatívne lacné.

Tí, u ktorých nie je možné použiť žiadnu z vyššie uvedených metód, môžu zvoliť počítačom generovanú reč s použitím štandardného notebooku alebo inú špeciálnu pomôcku určenú na tento účel. Pacient píše na klávesnici a počítač nahlas opakuje, čo pacient napísal. Niektoré mobilné telefóny fungujú rovnakým spôsobom.

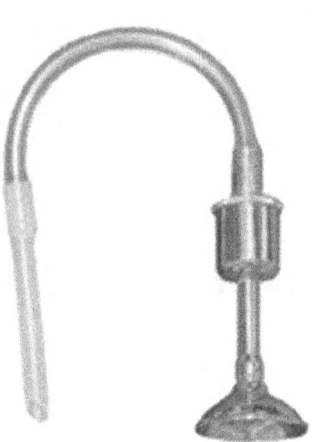

Obrázok 5: Pneumatický náhradný larynx

Dýchanie bránicou a reč

Dýchanie bránicou (tiež nazývané brušné dýchanie) je typ pomalého hlbokého dýchania do pľúc pomocou bránice, nie pomocou hrudného koša. Tento spôsob dýchania umožňuje väčšie využitie kapacity pľúc na získanie kyslíka a likvidáciu hydrogénuhličitanových plynov. Pacienti s tracheostómiou často dýchajú plytko, čím využívajú len malú časť pľúcnej kapacity. Dýchanie bránicou zvyšuje výdrž a zlepšuje pažerákovú a tracheoezofageálnu reč.

Zvyšovanie hlasitosti s použitím zosilňovania hlasu

Jedným z problémov, s ktorým sa stretnete pri používaní tracheoezofageálnej alebo ezofageálnej reči, je nízka hlasitosť. Použitie zosilňovača pomôže pacientovi hovoriť s menšou námahou a umožní, aby ho bolo počuť aj na hlučných miestach. Zamedzuje vznik poruchy tesnenia puzdra stómy, pretože pacient po laryngektómii s tracheoezofágovou rečou nevytvára tak silný výdychový tlak vzduchu, aby vydychoval vzduch cez hlasovú protézku.

Hovorenie cez telefón

Pre pacientov po laryngektómii býva náročné hovoriť cez telefón. Ich hlas môže byť ťažko zrozumiteľný a keď ich niektorí ľudia počujú, môžu aj ukončiť hovor. Najlepšie je informovať druhú stranu o problémoch s hovorením tak, že sa ich najprv spýtate: „Počujete ma?" Vďaka tomu môže pacient po laryngektómii komunikovať a vysvetliť druhej strane svoje rečové ťažkosti. Posielanie SMS prostredníctvom mobilov pomáha pacientom po laryngektómii pri komunikácii v hlučnom prostredí alebo pri iných komunikačných ťažkostiach.

KAPITOLA 7:

Riešenie sekrétov a starostlivosť o dýchacie cesty

Produkcia hlienu je spôsob ochrany priedušnice (trachey) a pľúc. Slúži na lubrikáciu (zvlhčenie) dýchacích ciest a ich udržiavanie vo vlhkom stave. Po laryngektómii sa priedušnica otvorí v mieste stómy a pacienti už nie sú schopní vykašliavať hlien ústami a potom ho prehltnúť alebo vyfúknuť z nosa. Kašeľ a očistenie od hlienu je stále veľmi dôležité, vykonáva sa cez stómu. Vykašliavanie hlienu stómou je jediný spôsob, ktorým by pacienti po laryngektómii mali udržiavať priedušnicu a pľúca bez prachu, nečistôt, organizmov a iných kontaminantov, ktoré sa dostanú do dýchacích ciest. Vždy, keď sa objaví nutkanie na kašeľ alebo kýchanie, odporúčame pacientovi po laryngektómii rýchlo odstrániť svoj kryt stómy alebo výmenník tepla a vlhkosti (HME) a prikryť stómu vreckovkou na zachytenie hlienu. Najlepšia konzistencia hlienu je číra alebo takmer číra a vodnatá. Túto konzistenciu však nie je ľahké udržať z dôvodu zmien prostredia a počasia. Ako je uvedené nižšie, denne možno vykonávať kroky na udržanie zdravej produkcie hlienu.

Produkcia hlienu a zvýšenie vlhkosti vzduchu

Predtým, ako pacient podstúpi laryngektómiu, vdýchnutý vzduch sa v horných dýchacích cestách zahreje na telesnú teplotu, zvlhčí a očistí od prachu a iných organizmov. Pacient o tieto funkcie po laryngektómii prichádza, preto je dôležité ich pooperačne obnoviť. Inhalovaný vzduch sa po laryngektómii nezvlhčuje pri prechode cez nos a ústa, rozvíja sa suchosť priedušnice, podráždenie a nadmerná produkcia hlienu. Priedušnica sa prispôsobuje suchému vzduchu. Ak je však vlhkosť príliš nízka, priedušnica môže vysychať, sliznica popraskať a spôsobiť tak krvácanie. Ak je krvácanie významné alebo nereaguje na zvýšenie vlhkosti, odporúčame poradiť sa s lekárom. Zároveň pokiaľ sa množstvo alebo farba hlienu mení, informujte svojho lekára. Ak sa obnoví zvlhčovanie vdýchnutého vzduchu, nadmerná produkcia hlienu sa dostane na primeranú úroveň. Zníži sa tak pravdepodobnosť neočakávaného kašľa a upchatia HME. Zvýšenie domácej vlhkosti na 40 – 50 % relatívnej vlhkosti (nie vyššej) môže pomôcť pri znižovaní produkcie hlienu a pri predchádzaní vysychaniu, praskaniu a krvácaniu zo stómy priedušnice. Tieto rany zvyknú byť bolestivé a môžu spôsobiť infekciu.

Kroky na dosiahnutie lepšieho zvlhčovania sú:

- nosenie HME počas celého dňa, keďže HME udržuje vyššiu vlhkosť priedušnice a teplo v pľúcach;

- zvlhčovanie krytu stómy na vdýchnutie vlhkého vzduchu (u tých, ktorí majú kryt na stóme). Aj keď je to menej účinné ako HME, zvlhčenie penového filtra alebo krytu stómy čistou vodou môže prispieť k zvýšeniu vlhkosti;

- pitie dostatočného množstva tekutín na udržanie hydratácie;

- aplikácia 3 – 5 ml soľného roztoku cez stómu do priedušnice najmenej dvakrát denne;

- vdychovanie vodnej pary z čajovej kanvice (z bezpečnej vzdialenosti) alebo sprchovanie sa v horúcej vode s parou taktiež znižuje suchosť;

- použitie zvlhčovača v dome na dosiahnutie cca 40 – 50 % vlhkosti, zabezpečenie vlhkomeru na sledovanie vlhkosti; dôležité je to hlavne v lete, keď sa používa klimatizácia, a v zime, keď sa používa kúrenie;

- vdychovanie pary vytvorenej vriacou vodou alebo horúcou sprchou.

Existujú dva typy prenosných zvlhčovačov vzduchu – parné a odparovacie. Vlhkomer pomáha pri regulácii úrovne vlhkosti. V čase, keď sa dýchacie cesty prispôsobujú, sa potreba používať zvlhčovač môže neustále znižovať.

Starostlivosť o dýchacie cesty a krk, najmä v chladnej zime a vo vysokých nadmorských výškach

Zima a vysoká nadmorská výška môžu byť pre pacientov po laryngektómii nepríjemné. Vzduch vo vysokej nadmorskej výške je redší a chladnejší, a preto je suchší. Pred laryngektómiou sa vzduch vdychuje nosom, pred vstupom do pľúc sa zahreje a zvlhčí. Po laryngektómii už vzduch nie je vdychovaný nosom, ale vstupuje do priedušnice priamo cez stómu. Chladný vzduch je suchší ako teplý a dráždi tak priedušnicu. Je to preto, lebo studený vzduch má menšiu vlhkosť, vysušuje preto priedušnicu a spôsobuje krvácanie. Vysušiť sa môže aj hlien, ktorý následne môže upchať priedušnicu. Vdychovanie studeného vzduchu môže dráždiť dýchacie cesty, čo spôsobuje, že hladká svalovina, ktorá obklopuje dýchacie cesty, sa sťahuje (bronchospazmus). Tento stav zmenšuje veľkosť dýchacích ciest a sťažuje vdych a výdych vzduchu do pľúc, čo vedie k zvýšenej dýchavičnosti.

Starostlivosť o dýchacie cesty zahŕňa všetky kroky opísané v predchádzajúcej časti, ako aj:

- kašeľ alebo odsávanie hlienu pomocou odsávačky na čistenie dýchacích ciest,

- vyhýbanie sa kontaktu so studeným, suchým alebo prašným vzduchom,

- vyhýbanie sa prachu, dráždivým látkam a alergénom,

- pokrytie stómy krytkou alebo voľnejšou šatkou a dýchanie v priestore medzi bundou a telom, aby sa zahrial chladný vzduch,

- zabránenie preniknutiu vody pri sprchovaní do stómy (pozri nižšie).

Po laryngektómii, ktorá zahŕňa krčnú disekciu, sa u časti jedincov rozvinie znecitlivenie krku, brady a oblasti za ušami. V dôsledku toho necítia studený vzduch a majú vysoké riziko vzniku omrzlín. Kvôli tomu je dôležité zakryť tieto oblasti šatkou alebo teplým odevom.

Použitie odsávačky na odstránenie hlienu

Na odsatie hlienu, ktorý nemožno vykašlať a na odstránenie hlienovej zátky často používame odsávačku. Hlienová zátka sa vyvinie vtedy, keď je hlien väzký a lepkavý, vytvorí zátku, ktorá blokuje časť alebo aj celé dýchacie cesty. Zátka môže spôsobiť náhlu dýchavičnosť. V tomto prípade odporúčame použiť odsávačku na odstránenie hlienovej zátky. Odsávačka by mala byť na zvládnutie takýchto situácií vždy k dispozícii. Hlienové zátky môžete odstrániť aj pomocou soľného roztoku (0,9 % sterilný roztok v plastovej skúmavke) alebo streknutím soľného roztoku do stómy. Soľný roztok môže uvoľniť zátku a tú je možné následne vykašlať. Akútny stav vzniká, ak sa zátku po niekoľkých pokusoch nedarí úspešne odstrániť. V tom prípade ihneď volajte linku 112, môže vám to zachrániť život.

Vykašliavanie krvi

Prítomnosť krvi v hlienoch môže pochádzať z niekoľkých zdrojov. Najčastejšou príčinou je „škrabanec" vnútri stómy. Škrabanec býva spôsobený poškodením sliznice pri čistení stómy. Krv je zvyčajne jasne červená. Ďalšou častou príčinou vykašliavania krvi z hrtana je podráždenie priedušnice vplyvom suchého vzduchu, bežné hlavne v zime. V tomto prípade sa na zníženie vysúšania priedušnice odporúča udržiavať domáce prostredie s primeranou úrovňou vlhkosti (asi 40 – 50 %). Zlepšeniu stavu pomáha kvapkanie sterilného fyziologického roztoku do stómy. Krvavé spútum môže byť príznakom aj inej závažnej infekcie ako pneumónia, tuberkulóza, či prejavom rakoviny pľúc alebo iného pľúcneho problému. V prípade pretrvávajúceho vykašliavania krvi odporúčame návštevu špecialistu, keďže tento stav je naliehavý a častokrát spojený s ťažkosťami s dýchaním a/alebo bolesťou.

Nádcha

Keďže pacienti po laryngektómii a iní pacienti s tracheostómiou už nedýchajú nosom, ich nosové sekréty sa pohybujúcim vzduchom nevysušujú. Výsledkom toho je výtok z nosa v čase, keď je zvýšená jeho produkcia. Tento stav je bežný v prípade, ak je pacient vystavovaný studenému a vlhkému vzduchu alebo dráždivým čuchovým vnemom. Na zabráneniu vzniku nádchy odporúčame vyhnúť sa týmto situáciám. Praktickým riešením tohto stavu je utieranie sekrétu vytekajúceho z nosa. Pacienti po laryngektómii, ktorí používajú hlasovú protézu, si môžu vyfúkať nos uzatvorením tracheostómie a presmerovaním vzduchu cez nos.

Dychová rehabilitácia

Po laryngektómii vdychovaný vzduch obchádza hornú časť dýchacieho systému a vstupuje do priedušnice a pľúc priamo cez stómu. Pacienti tak strácajú časť dýchacieho systému, ktorá sa používala na filtrovanie, ohrievanie a zvlhčovanie vdychovaného vzduchu. Zmena spôsobu dýchania ovplyvňuje aj úsilie potrebné na dýchanie a pľúcne funkcie. Vyžaduje si úpravu a zaškolenie. Dýchanie je pre pacientov po laryngektómii vlastne jednoduchšie, keďže obchádza nos a ústa. Tým sa znižuje odpor prúdenia vzduchu. Keďže v tomto prípade vzduch ľahšie preniká do pľúc, pacienti po laryngektómii nemusia vynaložiť také dychové úsilie ako pred operáciou. Vedie to k tomu, že pacienti po laryngektómii majú zníženú pľúcnu kapacitu a dýchacie schopnosti.

Existuje niekoľko opatrení odporúčaných po laryngektómii, ktoré dokážu zachovať a zvýšiť pľúcnu kapacitu pacientov:

- Používanie HME zvyšuje odpor pri výmene vzduchu. Tento stav núti pacienta, aby získal potrebné množstvo kyslíka na dostatočné nafúknutie pľúc.

- Pravidelné cvičenie pod medicínskym dohľadom a vedením. Vďaka tomu sa pľúca môžu úplne nafúknuť a dochádza k zlepšeniu dychovej a srdcovej frekvencie.

- Využívanie dýchania bránicou. Tento spôsob dýchania umožňuje väčšie využitie kapacity pľúc (pozri v kapitole 6 – Dýchanie bránicou a reč).

KAPITOLA 8:

Starostlivosť o stómu

Stóma je otvor, ktorý spája časť telovej dutiny s vonkajším prostredím. Stóma vytvorená po laryngektómii tvorí nový otvor na priedušnici a spája pľúca s vonkajším prostredím. Starostlivosť o tracheostómiu, hlavne zaistenie jej priechodnosti, je pre zdravie pacienta rozhodujúce.

Všeobecná starostlivosť

Dôležité je vždy zakryť stómu, aby sa zabránilo vniknutiu nečistôt, prachu, dymu, mikroorganizmov a iných častíc do priedušnice a pľúc. Existuje množstvo spôsobov krytia stómy. Najúčinnejšie sú „výmenníky tepla a vlhkosti" (HME – Heat and Moisture Exchangers, „umelý nos"), keďže vytvárajú okolo stómy pevné tesnenie. HME okrem filtrovania nečistôt zachovávajú aj časť vlhkosti a tepla vo vnútri dýchacích ciest a zabraňujú tak ich strate. Dopomáhajú k obnoveniu teploty, vlhkosti a čistoty vdychovaného vzduchu, ktorý sa podobá stavu pred laryngektómiou.

Tracheostómia sa často počas prvých týždňov alebo mesiacov od operácie zmenšuje. Aby sa preventívne zabránilo jej úplnému uzavretiu, ponechá sa v stóme najskôr 24 hodín denne tracheostomická alebo laryngektomická kanyla. Postupne sa tento časový interval skracuje. Na začiatku sa tiež odporúča ponechať kanylu v stóme až do vyhojenia aj cez noc. Po vyhojení už nedochádza k jej postupnému zmenšovaniu.

Starostlivosť o stómu pri používaní spodnej vrstvy alebo adhezívnom krytí

Koža okolo stómy sa dráždi opakovaným lepením a odstraňovaním krytia. Pokožku zároveň dráždia materiály použité na odstránenie starého krytia a na prípravu nového. Odstránenie starého krytia dráždi pokožku najmä v prípade, ak je pevne prilepené. Pri odstránení spodnej vrstvy a/alebo krytia pomáha zvlhčená utierka na odstránenie lepidla. Začíname od okraja krytia, ten postupne nadvihujeme a odlepujeme ho. Alkoholovým tampónom očistíme zvyšky krytia tak, aby sme nedráždili pokožku. Štandardne sa neodporúča ponechať kryt dlhšie ako 48 hodín. Niektorí pacienti si ho však ponechávajú omnoho dlhšie a vymenia až vtedy, keď sa uvoľní alebo zašpiní. U niektorých pacientov je odstránenie lepidla dráždivejšie ako lepidlo samotné. V prípade podráždenia pokožky je lepšie ponechať kryt iba 24 hodín.

Ak je koža podráždená, nechajte ju v kľude minimálne jeden deň alebo dovtedy, kým sa oblasť zahojí. V tomto prípade sa odporúča zakryť stómu iba pevnou podložkou bez lepidla alebo penovým poťahom. Existujú aj špeciálne hydrokoloidné lepidlá na citlivú pokožku. Pred nanesením lepidla použite na ochranu kože tekutý filmotvorný obväz.

Starostlivosť o stómu pri použití tracheostomickej kanyly

Hromadenie hlienu a trenie tracheostomickej kanyly môže dráždiť pokožku okolo stómy. Kožu okolo stómy čistite najmenej dvakrát denne tak, aby ste zabránili zápachu, podráždeniu a infekcii. Ak sa oblasť javí ako červená, citlivá, alebo zapácha, čistenie stómy vykonávajte častejšie. Ak sa okolo stómy objaví výsev, nezvyčajný zápach a/alebo žltkasto-zelený výtok, kontaktujte lekára.

Podráždenie kože okolo stómy

Ak je koža okolo stómy podráždená a červená, nechajte ju odkrytú a nevystavujte ju po dobu 1 – 2 dní žiadnym prípravkom, aby sa mohla hojiť. U niektorých pacientov sa môže vyvinúť podráždenie na určitú zložku slúžiacu na prípravu a prilepenie základného krytia HME. Ak sa tak stane, odporúčame vyhnúť sa týmto látkam a vybrať si také, ktoré nespôsobujú podráždenie kože. U pacientov s citlivou pokožkou je dobrým riešením použitie hydrokoloidného lepidla. Ak máte príznaky infekcie, otvorených vredov a sčervenania, odporúčame použitie lokálnych antibiotík. Poraďte sa so svojím lekárom, najmä v prípade, ak sa lézia nelieči. Lekár odoberie ster z postihnutej oblasti a odošle ho na bakteriologické vyšetrenie. Na základe výsledku odporučí vhodnú antimikrobiálnu terapiu.

Ochrana stómy pred vodou pri sprchovaní

Pri sprchovaní je dôležité zabrániť vniknutiu vody do stómy. Vo všeobecnosti malé množstvo vody v priedušnici nespôsobuje žiadne poškodenie a môžeme ho rýchlo vykašlať. Vdychovanie veľkého množstva vody však môže byť nebezpečné.

Metódy zamedzenia vstupu vody do stómy:

- Zakryte stómu dlaňou a nevdychujte vzduch, keď smerujete vodu do blízkosti stómy.

- Noste podbradník s vonkajšou plastovou stranou.

- Použite komerčné výrobky na zakrytie stómy.

- Pri sprchovaní postačuje nosenie poťahu stómy, základnej vrstvy alebo krytu HME, najmä v prípade, ak prúd vody smeruje do oblasti stómy. Počas umývania v blízkosti stómy zadržte na niekoľko sekúnd dych. Odporúča sa sprchovať na konci dňa tesne pred odstránením HME a jeho krytu, vďaka čomu využijete krytie aj na ochranu pred vodou. Táto jednoduchá metóda uľahčuje sprchovanie.

- Pri umývaní vlasov priložte bradu na oblasť stómy.

Voda a zápal pľúc

Pacienti po laryngektómii sú vystavení riziku vdýchnutia (aspirácie) vody, ktorá nemusí obsahovať baktérie. Voda z vodovodu však baktérie obsahuje a počet baktérií sa líši v závislosti od efektivity čističiek vody a zdroja vody (napr. studne, jazerá, rieky atď.). Bazénová voda obsahuje chlór, ktorý počet baktérií redukuje, ale nikdy ju nesterilizuje. Morská voda obsahuje početné baktérie; ich povaha a koncentrácia sa líši v závislosti od zdroja.

Keď sa nečistá voda dostane do pľúc, môže spôsobiť až zápal pľúc. Rozvoj aspiračnej pneumónie závisí od toho, koľko vody bolo vdýchnutej a koľko sa jej vykašlalo, ako aj od imunitného systému pacienta.

Zabránenie vdýchnutiu do stómy

Jednou z hlavných príčin respiračného zlyhania pri dýchaní stómou na krku je aspirácia (vdýchnutie) čiastočky tenkej papierovej vreckovky alebo papierových utierok do priedušnice. Stav môže byť veľmi nebezpečný a môže spôsobiť až zadusenie.

Zvyčajne sa to stane po zakrytí stómy papierovou utierkou pri vykašlaní spúta. Po kašli nastáva veľmi hlboký nádych, ktorým sa môže nasať papier späť do priedušnice. Zabrániť tomu môžete tak, že použijete uterák alebo pevnú papierovú utierku, ktorá sa ľahko neroztrhá, aj keď je vlhká. Vyhnite sa tenkým tkaninám.

Ďalším spôsobom, ako môžete zabrániť aspirácii papierových vreckoviek je, že zadržíte dych, pokiaľ kompletne neutriete spútum a papierové vreckovky nebudú nad stómou. Aspiráciu iného cudzieho materiálu zabránite zakrytím stómy pomocou HME, penového poťahu alebo krytu stómy. Vdýchnutiu vody do stómy počas sprchovania zabránite použitím krytia na stómu (pozri vyššie). Počas sprchovania môžete vďaka HME zabrániť vdýchnutiu vody nasmerovanej na miesto stómy. Kúpanie vo vani je bezpečné, kým hladina vody nedosahuje výšku stómy. Oblasť tela nad stómou umývajte mydlovou utierkou a dbajte na to, aby ste zamedzili vstupu mydlovej vody do stómy.

KAPITOLA 9:

Starostlivosť o výmenník tepla a vlhkosti (HME – Heat and Moisture Exchanger)

Výmenník tepla a vlhkosti (HME) slúži ako krytie tracheostómie a vytvára tesnenie okolo nej. Okrem filtrovania prachu a iných veľkých vzdušných častíc HME zachováva aj časť vlhkosti a tepla vnútri dýchacích ciest. Zabraňuje ich strate a zvyšuje odolnosť voči prúdeniu vzduchu. HME pomáha pri obnovení teploty, vlhkosti a čistoty vdýchnutého vzduchu a dopomáha tak k stavu, aký bol pred laryngektómiou.

Výhody HME

Je dôležité, aby pacienti po laryngektómii nosili HME (obrázok 6). HME sa pripevní pomocou intraluminálnej pomôcky, vloženej do priedušnice alebo stómy. Taktiež môže byť vložený do krytia alebo do podložky pripevnenej o kožu okolo stómy.

Výrobky HME sú navrhnuté tak, aby sa každý deň vymieňali. Penové zložky sú napustené prostriedkami s antimikrobiálnymi vlastnosťami. Tie pomáhajú udržiavať vlhkosť v pľúcach. Nemali by sa umyť a znovu použiť, pretože časom strácajú svoju účinnosť. Platí to aj po opláchnutí vodou alebo inými čistiacimi prostriedkami.

Výmenník HME zachytáva teplý, zvlhčený a ohriaty vzduch počas výdychu. Môže byť impregnovaný chlórhexidínom (antibakteriálne liečivo), chloridom sodným (NaCl), soľami chloridu vápenatého (zachytáva vlhkosť), aktívnym uhlím (absorbuje prchavé výpary). Tieto látky účinkujú počas 24-hodinového užívania.

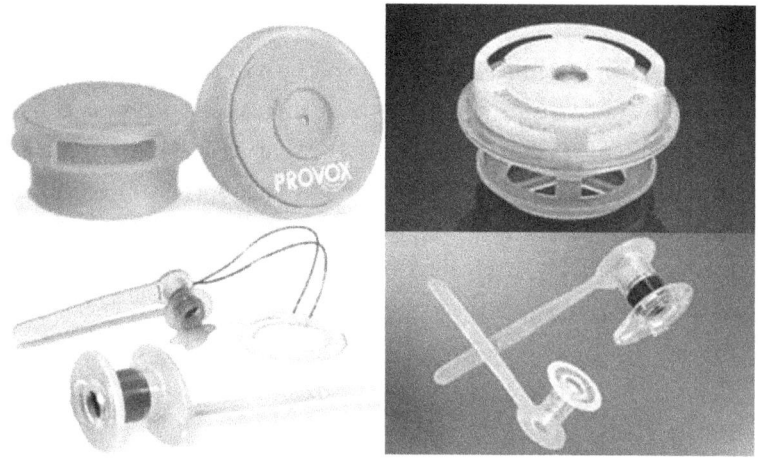

Obrázok 6: Hlasové protézky (dole) a HME (hore) produkované firmou Atos (Provox) a InHealth

STAROSTLIVOSŤ O VÝMENNÍK TEPLA A VLHKOSTI
(HME – HEAT AND MOISTURE EXCHANGER)

Výhody HME: znižuje vlhkosť v pľúcach (čo vedie k menšej produkcii hlienu), znižuje viskozitu sekrétov dýchacích ciest, znižuje riziko hlienových zátok a obnovuje normálny odpor dýchacích ciest voči vdýchnutému vzduchu, čím chráni kapacitu pľúc. Okrem toho špeciálne HME v kombinácii s elektrostatickým filtrom znižujú riziko vdýchnutia (a vydýchnutia/prenosu) baktérií, vírusov, prachu a peľu. Obmedzenie vdychovania peľu počas sezóny s vysokým výskytom alergénov zníži podráždenie dýchacích ciest. Nosenie HME s filtrom môže znížiť riziko nákazy alebo prenosu vírusovej a bakteriálnej infekcie, najmä v preplnených alebo uzavretých miestach.

Vplyv HME na dýchanie pacientov po laryngektómii

Laryngektómia ohrozuje dýchací systém tým, že umožňuje vdýchnutému vzduchu obísť nos a horné dýchacie cesty, ktoré normálne zabezpečujú zvlhčovanie, filtráciu a ohrev vzduchu. Taktiež znižuje odpor a úsilie potrebné na nádych, keďže odstraňuje odpor vzduchu a skracuje dĺžku cesty vzduchu do pľúc. V praxi to znamená, že pacienti po laryngektómii nemusia vynaložiť takú námahu, aby dostali vzduch cez hornú časť dýchacieho systému (nos, nosové priechody a hrdlo) do pľúc a ich pľúca sa nemusia zväčšiť do takej miery ako predtým. Pacient si môže zachovať dychovú kapacitu pľúc cvičením a inými tréningovými metódami. HME zvyšuje odolnosť voči vdychovanému vzduchu a zosilňuje tak inhalačné úsilie, čím zachováva pôvodnú kapacitu pľúc.

Umiestnenie samolepiacej podložky pod HME filter

Kľúčom k predĺženiu používania podložky pod HME je nielen správne prilepenie na miesto, ale aj odstránenie starého lepidla z kože, vyčistenie oblasti okolo stómy a nanesenie nového lepidla. Starostlivá príprava kože je veľmi dôležitá (obrázok 3). U niektorých pacientov tvar krku okolo stómy sťažuje položenie krytia alebo základnej vrstvy. Existuje niekoľko druhov krytia, pri výbere často pomáha logopéd. Najlepšie HME krytie nájdete prípadne i metódou pokus a omyl.

Po operácii sa pre ustupujúci opuch oblasť okolo stómy mení, čo môže zmeniť aj typ a veľkosť krytia. Nižšie uvádzame pokyny, ako umiestniť krytie pre HME.

Pri celom procese je dôležité trpezlivo čakať pred nanesením ďalšej vrstvy alebo pred umiestnením krytia a nechať tekutý film ochranného obkladu a silikónové kožné lepidlo vyschnúť. Vyžaduje si to čas. Dôležité je riadiť sa týmito pokynmi:

1. Očistite staré lepidlo prípravkom na odstránenie lepidla.

2. Kožu umyte navlhčenou a namydlenou utierkou.

3. Mydlo zotrite mokrým uterákom a dôkladne osušte.

4. Naneste prípravok Skin Prep™ a nechajte ho zaschnúť po dobu 2 – 3 minút.

5. Pre lepšiu priľnavosť naneste silikónové kožné lepidlo a nechajte zaschnúť 3 – 4 minúty.

6. Pripojte základnú vrstvu (krytie) k HME na najlepšie miesto tak, aby ste umožnili prúdenie vzduchu a dobré priľnutie.

7. Pri používaní „hands free" HME počkajte 5 až 30 minút, kým začnete hovoriť, aby lepidlo stihlo dôkladne zaschnúť.

Niektorí logopédi odporúčajú krytie pred jeho umiestnením ohriať. Ohriať ho môžete trením medzi oboma dlaňami, vložením do podpazušia na niekoľko minút alebo fúkaním teplého vzduchu na kryt pomocou sušiča na vlasy. Dajte si pozor, aby lepidlo nebolo príliš horúce.

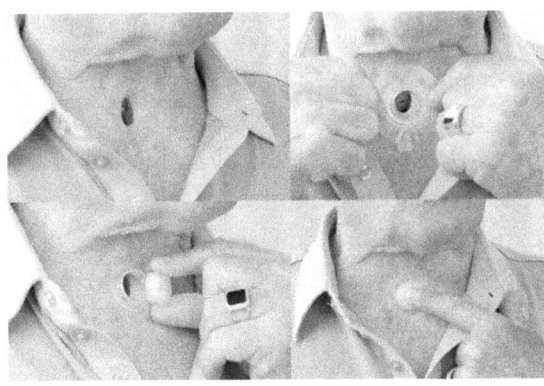

Obrázok 7: Umiestnenie HME a aplikácia do stómy

Používanie „hands free" HME

„Hands free" HME umožňuje hovoriť bez nutnosti manuálneho zatlačenia na HME, aby sa uzavrel a zablokoval výdych cez stómu a nasmeroval vzduch cez hlasovú protézku. Táto pomôcka uvoľňuje ruku a zvyšuje tak pracovné a rekreačné možnosti. Pri používaní HME bez ovládania rukami sa vytvára pri výdychu väčší tlak, čo potenciálne vedie k porušeniu tesnenia základného krytia HME. Prevenciou je zníženie výdychového tlaku pri rozprávaní. Hovorte pomalšie, jemnejšie (takmer šepot) a nadychujte sa po 5 – 7 slovách. Tieto odporúčania predchádzajú porušeniu tesnenia. Pomáha aj pritlačenie prstom predtým, ako sa chystáte nahlas hovoriť. Pred kašľom pomôcku rýchlo odstráňte.

Vzduchový filter v súprave „hands free" odporúčame pravidelne vymieňať (každých 24 hodín, skôr v prípade ak je znečistený alebo pokrytý hlienom). Pomôcku HME môžete pri správnom používaní a čistení používať aj dlhšiu dobu (šesť až dvanásť mesiacov). Na začiatku je nevyhnutné prvotné nastavenie podľa dychových a rečových schopností pacienta po laryngektómii. Podrobný návod na použitie a starostlivosť o pomôcku je uvedený v popise od výrobcu.

Kľúčové pri rozprávaní s HME bez použitia rúk je naučiť sa hovoriť bez porušenia tesnenia krytia HME. Dýchanie pomocou bránice umožňuje vdýchnutie väčšieho množstva vzduchu. Tak sa zníži úsilie pri rozprávaní a na jeden výdych možno povedať viac. Táto metóda zabraňuje hromadeniu tlaku vzduchu v priedušnici, čo by mohlo narušiť tesnenie krytia. Naučiť sa hovoriť týmto spôsobom trvá dlhší čas a vyžaduje si trpezlivosť. Usmernenia logopéda sú pri učení nápomocné.

Dôležité je umiestniť HME krytie podľa pokynov uvedených v tejto kapitole, vrátane dôkladného vyčistenia oblasti okolo stómy. Dodržiavaním týchto pokynov predĺžite životnosť krytia a znížite pravdepodobnosť úniku vzduchu cez tesnenie.

Nádych vzduchu je pri použití „hands free" HME o niečo náročnejší ako pri bežnom HME. V pomôckach Atos FreeHands™ a InHealth HandsFree™ je možné nastaviť prívod väčšieho množstva vzduchu otáčaním ventilu proti smeru hodinových ručičiek.

Zachovanie tesnosti „hands free" HME je náročnejšie, ale má svoje výhody. Hovorenie je prirodzenejšie a pacienti po laryngektómii majú pri tom obe ruky voľné. Niektorí pacienti sa naučia, ako predĺžiť životnosť krytia tým, že používajú zosilňovač hlasu. Vyžaduje si to menšie úsilie a vytvára sa menší tlak vzduchu. (Pozri v kapitole 6 – Zvyšovanie hlasitosti s pomocou zosilňovania hlasu.)

Nosenie HME cez noc

Niektoré HME sú schválené na nosenie 24 hodín 7 dní v týždni. Ak HME tesní, môžete si ho ponechať cez noc.

Krytie (skrytie) HME

Pacienti po laryngektómii dýchajú cez tracheostomický otvor, ktorý ústi na krku. Najčastejšie sa na stómu umiestňuje HME alebo penový filter, aby pacient vdýchnutý vzduch filtroval, ohrial a zvlhčil, čo pred operáciou zabezpečovali horné dýchacie cesty. Dôležité je stómu zakryť. Pacienti sa môžu rozhodnúť, či stómu zakryjú HME, odevom, šperkami, alebo ju nechajú odkrytú.

Výhody a nevýhody krytia:

Dýchanie bez prídavného krytia je jednoduchšie, keďže nenarúša prúdenie vzduchu. Odhalená stóma poskytuje ľahší prístup pre účely čistenia, údržby, a zároveň umožňuje rýchle odstránenie HME v prípade kašľa alebo kýchania. Nutkanie kašlať alebo kýchať je často veľmi náhle a ak sa HME nevyberie rýchlo, môže sa upchať hlienom.

Odhalená stóma zároveň podáva neverbálne vysvetlenie slabého hlasu pacienta po laryngektómii a nabáda ostatných, aby počúvali pozorne. Poskytovateľom zdravotnej starostlivosti uľahčuje rozpoznanie jedinečnej anatómie pacienta po laryngektómii v prípade potreby akútnej pľúcnej ventilácie. (Pozri v kapitole 17 – Zabezpečenie adekvátnej neodkladnej starostlivosti u pacientov dýchajúcich cez tracheostómiu, vrátane pacientov po laryngektómii.)

Odhalená stóma zároveň prezrádza anamnézu pacienta a fakt, že prekonal rakovinu hrtana liečenú laryngektómiou a žije svoj život napriek hendikepu. Aj keď v spoločnosti je veľa pacientov, ktorí prekonali rakovinu, ich zovňajšok to neprezrádza do takej miery ako u pacientov po laryngektómii.

Pacienti, ktorí maskujú miesto stómy krytím alebo látkou, to často robia preto, lebo nechcú vzbudzovať nežiaducu pozornosť. Zároveň nechcú okoliu ukazovať nič, čo je nepríjemné. Chcú byť nenápadní a prezentovať sa čo najobyčajnejšie. Krytie stómy je častejšie u žien, ktorým viac záleží na fyzickom vzhľade. Niektorí to vnímajú tak, že „pacient po laryngektómii" je len malá časť toho, kým sú, preto na tento fakt nechcú upozorňovať. Každý prístup má svoje výhody a nevýhody a voľba napokon závisí od každého jedného pacienta.

KAPITOLA 10:

Použitie tracheoezofageálnej hlasovej protézky a starostlivosť o ňu

Hlasová protézka sa vkladá do vytvorenej tracheoezofageálnej punkcie (TEP) spájajúcej priedušnicu a pažerák. Vkladá sa u tých pacientov, ktorí sa chystajú hovoriť tracheoezofageálnou rečou. TEP umožňuje vydychovať vzduch z pľúc a priedušnice do oblasti pažeráka cez silikónovú protézku, ktorá ich spája; vibrácie vznikajú v dolnej časti hltana.

Druhy hlasovej protézky

Existuje viac druhov hlasovej protézky, každá z nich má svoju životnosť. Časom cez ňu začne presakovať tekutina, pretože na jej silikónovej časti vyrastú kvasinky a iné mikroorganizmy a zabránia tak úplnému uzavretiu klapiek ventilu. Ak klapka ventilu nie je v tesnom kontakte, cez hlasovú protézku môžu prenikať tekutiny (pozri nižšie – Príčiny presakovania hlasovej protézky).

Protézka na dlhodobé používanie môže fungovať dobre celé týždne až mesiace. Niektorí špecialisti sú toho názoru, že protézka by sa mala vymieňať po šiestich mesiacoch, aj keď je funkčná. Ak zostane vložená dlhší čas, môže to viesť k rozšíreniu punkčného otvoru, v ktorom je vložená.

Čo robiť, ak protézka presakuje alebo je uvoľnená

Ak protézka presakuje, uvoľnila sa alebo bola náhodou odstránená, môže si ju pacient vymeniť za ďalšiu. Alternatívne môžete do TEP vložiť do niekoľkých hodín červený gumový katéter, ktorý zamedzí uzavretiu miesta punkcie. Zavedením dočasného katétra alebo novej protézky môžeme predísť nutnosti novej punkcie. Uvoľnenie protézky zo svojho miesta (lúmenu) môžeme dočasne vyriešiť aj vložením upchávky (špecifickej pre každý typ protézky). Upchávku ponechávame v mieste do času, kým ju možno vymeniť. Odporúčame pacientom, ktorí používajú hlasovú protézku, aby mali stále so sebou takúto upchávku a katéter.

Príčiny presakovania hlasovej protézky

Existujú dva druhy presakovania hlasovej protézky – presakovanie cez protézku a pretekanie okolo nej. Presakovanie cez hlasovú protézku je spôsobené nedostatočným uzavretím ventilu. Nastať môže v prípade mykotickej kolonizácie chlopne; ak sa klapkový ventil zasekne v otvorenej polohe, prilepením kúska potravy, hlienu alebo ochlpenia o ventil; alebo ak sa pomôcka dostane do kontaktu so zadnou stenou pažeráka. Všetky protézky zvyknú presakovať pri mykotickej kolonizácii kandidou alebo pri obyčajnom mechanickom zlyhaní.

Ak presakovanie protézky pozorujete odvtedy, ako bola vložená, problém spôsobuje to, že klapkový ventil zostáva otvorený kvôli negatívnemu tlaku pri prehltnutí. Stav sa dá korigovať použitím protézky s väčším odporom. Tento typ hlasovej protézky môže vyžadovať viac úsilia pri rozprávaní. Dôležité je však predchádzať chronickému zatekaniu do pľúc.

Únik okolo hlasovej protézky je menej častý. Vyskytuje sa v dôsledku dilatácie punkcie alebo pri ťažkostiach s uchopením protézky, čo súvisí s kratšou životnosťou protézok. Únik sa objaví pri rozšírení vpichu, v ktorom je umiestnená protézka. Počas vkladania hlasovej protézky sa vykonáva mierne rozšírenie miesta punkcie. Ak je okolité tkanivo zdravé a elastické, rozšírenie sa po krátkej dobe zmenší. Neschopnosť stiahnutia nastáva pri gastroezofageálnom refluxe, zlej výžive, alkoholizme, hypotyreóze, nesprávne umiestnenom vpichu, lokálnom granulačnom tkanive, nesprávne nasadenej protézke, traume TEP, opakujúcej sa alebo pretrvávajúcej nekróze (odumretí) tkaniva v dôsledku ožarovania nádoru. Presakovanie okolo protézky sa môže vyskytnúť aj vtedy, ak je protézka príliš dlhá. Vždy, keď sa hlasová protézka pohybuje tam a späť v trakte (piestovanie), rozširuje ho. Trakt odporúčame zmerať a vložiť protézku vhodnejšej dĺžky. Po zmene okolností by presakovanie malo do 48 hodín ustúpiť. Ak sa tkanivo okolo protézky dovtedy nezhojí, vyhľadajte lekársku pomoc s cieľom komplexného vyšetrenia a určenia príčiny problému.

Ďalšou príčinou presakovania okolo protézky je prítomnosť zúženia (striktúry, stenózy) pažeráka. Stenóza pažeráka núti pacienta po laryngektómii úsilne prehĺtať s použitím väčšej sily tak, aby jedlo či tekutina týmto zúžením prešli. Nadmerný tlak počas prehĺtania tlačí jedlo/tekutinu okolo protézky.

Poznáme niekoľko postupov liečby pretrvávajúceho pretekania okolo protézky. Patrí sem dočasné odstránenie protézky a jej náhrada katétrom s menším priemerom, ktorý podporuje spontánne zúženie, sutúra (steh) okolo punkcie, injekcia gélu, kolagénu alebo inej injikovateľnej látky, kauterizácia (vypaľovanie) dusičnanom strieborným alebo elektrokauterizácia, autotransplantácia tuku, vloženie väčšej protézky na zastavenie presakovania. Zlepšeniu stavu napomáha liečba gastroezofageálneho refluxu, ktorý je najčastejšou príčinou presakovania hlasovej protézky.

Zväčšenie priemeru protézky sa neodporúča. Všeobecne platí, že hlasová protézka s väčším priemerom je ťažšia ako menšia protézka. Oslabené tkanivo neudrží väčšie protézky a problém sa ešte zhoršuje. Niektorí veria, že použitie protézky s väčším priemerom znižuje tlak počas hovorenia, keďže väčší priemer umožňuje lepší prietok vzduchu. Domnievajú sa, že to dopomáha k lepšiemu hojeniu tkanív pri liečbe základného ochorenia (najčastejšie refluxu).

Nápomocné môže byť použitie protézky s väčším lemom okolo pažeráka a/alebo priedušnice, pretože lem slúži ako podložka na utesnenie protézky v otvore a zabráni tak prenikaniu tekutiny.

Oba typy presakovania môžu spôsobiť nadmerný, namáhavý kašeľ, ktorý môže viesť k rozvoju prietrže (hernie) brušnej steny a slabín. Unikajúca tekutina môže preniknúť do pľúc a spôsobiť aspiračnú pneumóniu. Akékoľvek presakovanie môžeme potvrdiť priamou vizualizáciou protézky pri pití farebnej tekutiny. Ak presakovanie pretrváva aj po vyčistení a vypláchnutí hlasovej protézky, odporúčame jej výmenu.

Postupom času vydrží hlasová protézka dlhšie, kým začne presakovať. Je to preto, že opuch a zvýšená produkcia hlienu sa zníži a dýchacie cesty sa prispôsobia novému stavu. Zlepšenie je tiež výsledkom lepšej starostlivosti pacientov po laryngektómii o hlasové protézy a lepšej manipulácie s nimi.

Pacienti s TEP by mali byť sledovaní logopédom kvôli zmenám v tracheoezofageálnom trakte. Úprava tracheoezofageálneho traktu zohráva úlohu pri zmene dĺžky alebo priemeru punkcie, ktorá časom nastáva. Opuch pooperačne, po vytvorení tracheoezofageálnej fistuly a ožarovaní, postupne klesá. Tieto zmeny si vyžadujú opakované meranie dĺžky a priemeru tracheoezofageálneho kanála logopédom. Logopéd často pomáha so správnym výberom protézky.

Jednou z výhod hlasovej protézky je to, že pomáha pri uvoľňovaní potravy uviaznutej v úzkom hrdle pacienta. Ak jedlo uviazne nad protézkou, pacient sa snaží hovoriť alebo fúkať vzduch a tým posunie uviaznuté jedlo smerom hore, čím odstráni vzniknutú prekážku (pozri v kapitole 11 – Ako odstrániť alebo prehltnúť jedlo uviaznuté v krku alebo pažeráku).

Protézku je potrebné vymeniť, ak dôjde k zmene kvality hlasu, najmä ak je hlas slabší alebo pacient potrebuje viac respiračného úsilia. Tento stav môže byť spôsobený kvasinkami, ktoré narúšajú otvorenie ventilu.

Ako zabrániť presakovaniu hlasovej protézky

Vyčistite vnútorný lúmen hlasovej protézky najmenej dvakrát za deň a taktiež po každom jedle.

Správne čistenie môže zabrániť presakovaniu hlasovej protézky a/alebo ho zastaviť:

1. Pred použitím kefky od výrobcu ju ponorte do šálky s horúcou vodou a nechajte ju tam niekoľko sekúnd.

2. Vložte kefku do protézky (nie príliš hlboko) a niekoľkokrát ju otočte, vyčistíte tak i vnútornú časť pomôcky.

3. Vytiahnite kefku a opláchnite ju horúcou vodou, postup zopakujte 2 – 3-krát, kým vyčistíte všetok nadbytočný materiál. Pretože kefka bola v horúcej vode, buďte opatrní a nevkladajte ju za vnútorný ventil hlasovej protézky, aby ste sa vyhli popáleniu pažeráka.

4. Pomocou banky dvakrát prepláchnite hlasovú protézku od výrobcu. Používajte teplú (nie horúcu!) pitnú vodu. Vyhnete sa tak poškodeniu pažeráka: najskôr vodu vyskúšajte, aby ste sa ubezpečili, že jej teplota nie je príliš vysoká.

Teplá voda účinkuje pri čistení protézky lepšie ako voda izbovej teploty. Rozpúšťa suché sekréty a hlien a zároveň čistí alebo ničí niektoré kvasinky na protézke.

Čo robiť v prípade pretekania zavedenej hlasovej protézky

K pretekaniu môže dôjsť vtedy, keď kúsok suchého hlienu, časti potravy alebo ochlpenie (u osôb s voľným lalokom) zabraňuje úplnému uzavretiu protézky. Čistenie protézky kefkou a jej prepláchnutie teplou vodou (pozri predchádzajúcu časť) môže dopomôcť k zvládnutiu tohto stavu a zastaviť pretekanie.

Ak k pretekaniu hlasovej protézky dôjde do troch dní od jej zavedenia, môže to byť spôsobené buď chybnou protézkou, alebo jej nesprávnym umiestnením. Rast kvasiniek trvá nejaký čas. Ak nová protézka preteká, je to z inej príčiny. Okrem čistenia a vyplachovania protézky pomôže aj jej niekoľkonásobné otočenie, aby ste odstránili zvyšky. Ak aj napriek tomu pretekanie pretrváva, hlasovú protézku odporúčame vymeniť.

Najjednoduchší spôsob dočasného zastavenia pretekania hlasovej protézky až do jej výmeny je vloženie zátky. Každá hlasová protézka má špecifický typ a šírku zátky. Vhodné je zátku od výrobcu protézky nosiť vždy pri sebe. Tesnenie protézky (zátka) bráni hovoreniu, ale umožňuje prijímať potravu a piť bez pretekania. Po ukončení jedenia a pitia môžete zátku vybrať a znovu v prípade potreby vložiť. Je to dočasné riešenie až do výmeny hlasovej protézky.

Dôležité je, aby ste napriek pretekaniu zostali dobre hydratovaní. V horúcom počasí sa vyhnite strate tekutín potením. Zdržujte sa v klimatizovanom prostredí a pite tak, aby vám protézka nepretekala. Nápoje obsahujúce kofeín zvyšujú potrebu močenia, preto sa im radšej vyhnite. Hustejšie tekutiny nezvyknú pretekať a ich príjmom môžete nahradiť základné tekutiny. Existuje viacero potravín s vysokým obsahom vody (napr. želé, polievka, ovsená kaša, toast máčaný v mlieku, jogurt), u ktorých je menšia pravdepodobnosť, že pretečú cez protézku do dýchacích ciest. Pre porovnanie, káva a sýtené nápoje cez poškodenú protézku pretečú. Veľké množstvo vody obsahuje aj ovocie a zelenina (napr. melón, jablká a pod.). Skúste niektoré z týchto možností a nájdite tak najlepší spôsob dostatočného príjmu tekutín.

Ďalším spôsobom ako znížiť presakovanie, kým ešte protézka nie je vymenená, je prehĺtanie tekutiny tak, akoby šlo o jedlo. Pri tomto manévri je nižšia pravdepodobnosť pretekania cez hlasovú protézku.

Vyššie spomenuté opatrenia môžete použiť na udržanie dobrej hydratácie a výživy až do najbližšej výmeny protézky.

Čistenie hlasovej protézky

Hlasovú protézku sa odporúča čistiť minimálne dvakrát denne (ráno a večer), najlepšie po jedle (pozri v tejto kapitole – Ako zabrániť presakovaniu hlasovej protézky). To je situácia, kedy sa jedlo a hlien zachytávajú. Čistenie je obzvlášť užitočné po jedení lepkavých jedál alebo vždy, keď máte slabý hlas.

Na začiatku hlien okolo protézky vyčistite pinzetou, pokiaľ možno so zaoblenými koncami. Potom do protézky vložte kefku od výrobcu a krúťte ňou smerom tam a späť. Kefku po každom čistení dôkladne umyte teplou vodou. Následne protézku dvakrát prepláchnite teplou (nie horúcou) vodou pomocou balónika/banky od výrobcu. Preplachovaciu banku vsúvajte do otvoru protézky, kým sa otvor miernym tlakom úplne uzavrie. Uhol, pod ktorým by sa mala umiestniť špička banky, je u každého iný. Logopéd vás môže inštruovať, ako zvoliť čo najlepší uhol. Protézku preplachujte jemne, pretože ak vynaložíte príliš vysoký tlak, voda môže preniknúť až do priedušnice. Ak je preplachovanie vodou pre vás problematické, použite „preplachovanie" vzduchom. V inštrukciách od výrobcov hlasovej protézky a preplachovacej banky nájdete pokyny, ako ich vyčistiť a v akom stave ich už nepoužívať. Kefku vymeňte, ak má vlákna ohnuté alebo opotrebované. Protetickú kefku a preplachovaciu banku očistite pod horúcou vodu, podľa možnosti mydlom, a po každom použití osušte utierkou. Jedným zo spôsobov, ako ich udržíte v čistote, je položiť ich na čistý uterák a každodenne vystaviť slnečnému žiareniu. Vďaka antibakteriálnemu účinku ultrafialového svetla znížite počet baktérií a húb.

Taktiež najmenej dvakrát denne vstreknite do priedušnice 2 – 3 ml sterilného soľného roztoku (v prípade, ak je vzduch suchý, urobte to viackrát). Noste HME 24 hodín 7 dní v týždni a používajte zvlhčovač, ktorý udržuje hlien vlhký a redukuje upchávanie hlasovej protézky.

Prevencia množenia kvasiniek v hlasovej protézke

Jednou z príčin pretekania hlasovej protézky je prerastanie kvasiniek. Kvasinkám však nejaký čas trvá, kým na novovloženej hlasovej protézke narastú a vytvoria kolónie, ktoré bránia úplnému zatváraniu chlopne. Preto je nepravdepodobné, že zlyhávanie hlasovej protézky bezprostredne po vložení zapríčinilo množenie kvasiniek.

Prítomnosť kvasiniek by mal potvrdiť ten, kto pravidelne chybnú hlasovú protézku vymieňa. Potvrdiť sa to dá pozorovaním typických kolónií kvasiniek (Candida), ktoré bránia uzáveru ventilu. Potom sa, ak je to možné, pošlú vzorky z hlasovej protézky na mykologické vyšetrenie.

Na prevenciu zlyhania hlasovej protézky kvôli kvasinkám sa často používa mykostatín (antimykotikum). K dispozícii je na lekársky predpis, vo forme suspenzie alebo tabliet. Tablety sa môžu drviť a rozpúšťať vo vode.

Neodporúča sa automatické podávanie antimykotickej liečby, kým nie je potvrdené, že príčinou zlyhania hlasovej protézky sú kvasinky. Po prvé, je to finančne náročné a po druhé, môže to viesť k získaniu odolnosti kvasiniek voči lieku a spôsobiť zbytočné vedľajšie účinky.

Sú však aj výnimky, medzi ktoré patrí podávanie preventívnych antimykotík diabetikom, pacientom na antibiotickej liečbe, chemoterapii alebo steroidoch, a pacientom, u ktorých je zrejmá kolonizácia kvasinkami (potiahnutý jazyk atď.).

Existuje niekoľko metód, ktoré bránia množeniu kvasiniek na hlasovej protézke:

- Znížte spotrebu cukrov v potravinách a nápojoch. Ak ich konzumujete, po konzumácii sladkých potravín a nápojov si dobre vyčistite zuby.

- Po každom jedle a pred spaním si zuby dôkladne vyčistite.

- Diabetici, sledujte si primeranú hladinu cukru v krvi.

- Užívajte antibiotiká, iba ak sú potrebné.

- Po použití perorálnej suspenzie antimykotika počkajte 30 minút, kým začne účinkovať a až potom si vyčistite zuby, keďže niektoré z týchto suspenzií obsahujú cukor.

- Pred spaním kefku hlasovej protézky ponorte do malého množstva mykostatínu a vyčistite vnútornú hlasovú protézku (domácu suspenziu je možné pripraviť rozpustením štvrtiny tablety mykostatínu v 3 až 5 ml vody). Tento postup zanechá malé množstvo mykostatínu vo vnútri hlasovej protézky. Nepoužitú suspenziu zlikvidujte. Nenechávajte príliš veľa mykostatínu v protézke, aby ste predišli jeho kvapkaniu do priedušnice. Po umiestnení protézky povedzte pár slov a zatlačte ju smerom k vnútornej časti.

- Konzumujte probiotiká s aktívnou kultúrou (jogurty) a iné probiotiká.

- Ak je jazyk pokrytý bielym povlakom, jemne ho umyte.

- Ak prekonáte problémy s kvasinkami, vymeňte si zubnú kefku, zabránite tak opätovnej kolonizácii.

- Čistiacu kefku udržujte čistú.

Použitie Lactobacillus acidophilus na prevenciu prerastania kvasiniek

Probiotikum, ktoré sa často používa na zabránenie rastu kvasiniek, je prípravok so životaschopnými baktériami *Lactobacillus acidophilus (L. acidophilus)*. Americká Správa potravín a liečiv (Food and Drug Administration, FDA) zatiaľ neschválila použitie L. acidophilus na prevenciu rastu kvasiniek. V praxi to znamená, že neexistujú žiadne kontrolované štúdie potvrdzujúce jeho bezpečnosť a účinnosť. Prípravky L. acidophilus sa predávajú ako výživové doplnky, nie ako lieky. Odporúčaná dávka L. acidophilus je 1 až 10 miliárd baktérií, štandardné tablety obsahujú odporúčané množstvo. Dávkovanie sa líši podľa druhu tabliet, no všeobecne sa odporúča užiť jednu až tri tablety denne.

Hoci tieto prípravky nemajú vážne vedľajšie účinky, vyhnúť by sa im mali ľudia s poškodením čriev, oslabeným imunitným systémom alebo nadmerným rastom črevných baktérií. U týchto pacientov môže spomínaná baktéria spôsobiť vážne, niekedy až život ohrozujúce komplikácie. Preto by sa každý pacient pred začatím užívania mal vždy poradiť so svojím lekárom. Obzvlášť dôležité je to u pacientov s vyššie uvedenými stavmi.

KAPITOLA 11:

Jedenie, prehĺtanie a čuch

Jedenie, prehĺtanie a čuch sa pred laryngektómiou a po nej líšia. Ožarovanie a chirurgický výkon spôsobujú trvalé, doživotné zmeny. Rádioterapia môže viesť k fibróze žuvacích svalov, ktorá znamená neschopnosť otvoriť ústa (trizmus alebo zablokovanie sánky), čo zhoršuje príjem potravy. Ťažkosti s jedením a prehĺtaním môžu byť vyvolané aj zníženou produkciou slín, zúžením pažeráka a nedostatkom peristaltiky u pacientov po lalokovej rekonštrukcii. Čuch je zmenený, pretože vdýchnutý vzduch obchádza nos. Táto kapitola opisuje prejavy a liečbu narušeného príjmu potravy a čuchu, ktorý vzniká po laryngektómii. Zaoberá sa ťažkosťami s prehĺtaním, návratom jedla, zúžením pažeráka a narušením čuchu.

Udržiavanie vhodnej výživy pacientov po laryngektómii

Pre pacientov po laryngektómii môže byť jedenie celoživotnou výzvou. Dôvodom sú ťažkosti s prehĺtaním, znížená produkcia slín, ktoré zvláčňujú jedlo a uľahčujú žuvanie a zmena čuchu. Potreba pitia veľkého množstva tekutín počas jedenia sťažuje prijímanie objemných jedál. Žalúdok sa naplní tekutinami a zostáva tak menej miesta na potravu. Keďže sa tekutiny vstrebávajú relatívne rýchlo, pacienti po laryngektómii by mali jedávať menšie porcie. Pitie veľkého množstva tekutín spôsobuje časté močenie počas dňa i v noci, kedy to môže narušiť spánkový režim a spôsobiť únavu a podráždenosť. Tí, ktorí trpia problémami so srdcom (napr. kongestívne zlyhávanie srdca), môžu mať problém so zaťažením organizmu nadbytočnou tekutinou. Konzumácia potravín, ktoré ostávajú dlhšie v žalúdku (napr. bielkoviny ako biely syr, mäso, orechy), dopomôže k zníženiu denného počtu jedál, čím sa zníži potreba príjmu tekutín. Dôležité je naučiť sa jesť bez nadmerného pitia tekutín. Zmiernenie ťažkostí s prehĺtaním zníži aj spotrebu tekutín. Príjem menšieho množstva tekutín pred spaním zlepší aj váš spánok.

Výživa sa zlepší:

- vhodným nutričným príjmom (nie príliš tekutým jedlom),

- pitím menšieho objemu tekutín vo večerných hodinách,

- konzumáciou zdravého jedla,

- konzumáciou stravy s nízkym obsahom sacharidov a vysokým obsahom bielkovín (vysoký cukor zvyšuje kolonizáciu kvasiniek),

- konzultáciou s výživovým poradcom.

Je nevyhnutné, aby pacient po laryngektómii napriek ťažkostiam s jedením dodržiaval primeraný a vyvážený plán výživy, ktorý obsahuje všetky potrebné zložky. Dôležitá je diéta s nízkym obsahom sacharidov a vysokým obsahom bielkovín, vitamínov a minerálov. Na udržanie adekvátnej telesnej hmotnosti odporúčame vyhľadať pomoc výživových poradcov, logopédov a špecializovaných lekárov.

Ako odstrániť alebo prehltnúť jedlo uviaznuté v krku alebo pažeráku

Niektorí pacienti po laryngektómii zažívajú opakujúce sa epizódy uviaznutia jedla v krku alebo pažeráku.

Odstránenie (prehltnutie) uviaznutého jedla možno docieliť nasledovne:

1. Zachovajte kľud. Pamätajte, že sa nemôžete zadusiť, pretože ako pacient po laryngektómii máte pažerák úplne oddelený od priedušnice.

2. Pokúste sa vypiť tekutinu (pokiaľ možno teplú). Posuniete tak jedlo zvýšením tlaku v ústach.

3. Ak hovoríte cez tracheoezofageálnu punkciu (TEP), skúste začať hovoriť. Týmto spôsobom vzduch, ktorý fúkate cez hlasovú protézku, vytlačí jedlo nad TEP do zadnej časti hrdla a uvoľní prekážku. Ak to nepomôže, nahnite sa nad umývadlo a skúste hovoriť.

4. Predkloňte sa (nad umývadlo alebo si podržte vreckovku alebo šatku pred ústami), nasmerujte ústa k hrudníku a rukou vyvíjajte tlak na brucho. Tento manéver tlačí obsah žalúdka smerom nahor a môže dopomôcť k odstráneniu prekážky.

Tieto metódy fungujú u väčšiny pacientov. Každý je však iný, preto skúšajte a hľadajte, čo je pre vás najvhodnejšie. Prehĺtanie sa časom u mnohých pacientov po laryngektómii zlepšuje. Niektorí uvádzajú odstránenie prekážky jemným masírovaním krku, niekoľkominútovou chôdzou, skákaním, opakovaným sadaním si a vstávaním, údermi do hrude alebo chrbta, alebo odsávaním. Niektorí zas chvíľu počkajú, kým jedlo samo zíde do žalúdka. Ak ani jedna z týchto metód u vás nefunguje a jedlo máte stále zaseknuté, vyhľadajte pomoc otorinolaryngológa alebo iného lekára na pohotovosti.

Jedlo a reflux žalúdočného obsahu

Väčšina pacientov po laryngektómii je náchylná na rozvoj gast-roezofageálneho refluxu (GER). V pažeráku sú dve svalové zúže-nia alebo zvierače, ktoré refluxu prirodzene bránia. Jedno zúženie sa nachádza v mieste, kde pažerák vstupuje do žalúdka a druhé za hrtanom, kde sa končí hltan a začína pažerák. Dolný pažerá-kový zvierač môže byť narušený napríklad pri hiátovej hernii, ktorú majú viac ako tri štvrtiny sedemdesiatnikov. Pri laryngektó-mii sa chirurgicky odstráni horný pažerákový zvierač (*musculus cricopharyngeus*), ktorý zabraňuje návratu potravy do úst. Po ope-rácii je horná časť pažeráka ochabnutá a vždy otvorená, čo má za následok reflux žalúdočného obsahu až do hrdla a úst. Preto sa pri predklone alebo ležaní môže najmä prvú hodinu po jedle vyskyt-núť návrat žalúdočnej kyseliny a jedla. Ku GER môže dôjsť aj po úsilnom výdychu vzduchu, keď sa pacienti s TEP pokúsia hovoriť. Lieky znižujúce kyslosť žalúdka ako antacidá a inhibítory protó-novej pumpy (PPI), môžu zmierniť vedľajšie účinky refluxu (pod-ráždenie hrdla, poškodenie ďasien a nepríjemnú chuť v ústach). Na predchádzanie refluxu odporúčame neľahnúť si hneď po jedle alebo pití. Prejavy GER potláča príjem menších porcií jedla viac-krát denne.

Symptómy a liečba refluxu žalúdočnej kyseliny

Reflux žalúdočnej kyseliny nastane vtedy, keď sa kyselina, ktorá je normálne v žalúdku, vracia späť do pažeráka. Tento stav sa tiež nazýva „gastroezofageálny reflux" alebo gastroezofageálna refluxná choroba (GERD). V tejto časti opíšeme príznaky a liečbu GERD.

Príznaky GERD:

- pálenie na hrudi (pálenie záhy),

- pálenie alebo kyslá chuť v oblasti krku,

- bolesť žalúdka alebo hrudníka,

- problémy s prehĺtaním,

- zachrípnutý hlas alebo bolesť v oblasti krku,

- nevysvetliteľný kašeľ (u pacientov po laryngektómii nie je, pokiaľ nedochádza k úniku z hlasovej protézky),

- u pacientov po laryngektómii: granulačné tkanivo v okolí hlasovej protézky, jej krátka životnosť, problémy s hlasom.

Opatrenia na prevenciu a potlačenie GERD:

- zníženie hmotnosti (u ľudí s nadváhou),

- zníženie stresu a nácvik relaxačných techník,

- vyhýbanie sa potravinám, ktoré zhoršujú príznaky (napr. káva, čokoláda, alkohol, mäta pieporná a mastné potraviny),

- obmedzenie aktívneho a pasívneho fajčenia,

- príjem malých porcií jedla viackrát denne,

- sedenie pri jedle v zvislej polohe a zotrvanie v tej polohe tridsať až šesťdesiat minút po jedle,

- nelíhať si tri hodiny po jedle,

- zvýšenie hlavovej časti postele o 18 až 24 centimetrov (vložením drevených hranolov pod dve nohy postele alebo podpory pod matrac), alebo pomocou vankúšov zvýšiť polohu hornej časti tela najmenej o 45 stupňov,

- užívanie liekov, ktoré znižujú tvorbu žalúdočných kyselín (podľa odporúčania lekára),

- pri predkláňaní zohnutie kolien a neohýbanie hornej časti tela.

Medikamentózna liečba GERD

Existujú tri typy liekov na zmiernenie príznakov refluxu: antacidá, antagonisti H2 receptorov histamínu (známe ako H2 blokátory) a inhibítory protónovej pumpy. Tieto triedy liekov fungujú rôznymi spôsobmi s cieľom znižovať alebo blokovať žalúdočnú kyselinu.

Antacidá v tekutej forme sú zvyčajne účinnejšie a efektívnejšie ako tabletky pri užití po jedle alebo pred spaním, ale pôsobia iba na krátky čas. H2 blokátory (napr. Pepcid, Tagamet, Zantac) svojím účinkom znižujú produkciu kyseliny v žalúdku. Pôsobia dlhšie ako antacidá a zmierňujú ľahké príznaky. Väčšina H2 blokátorov je dostupná bez lekárskeho predpisu. Inhibítory protónovej pumpy (napr. Prilosec, Nexium, Prevacid, Aciphex) sú najúčinnejšie lieky na zastavenie produkcie žalúdočnej kyseliny. Niektoré z týchto liekov sú dostupné taktiež bez predpisu. Ich vedľajším účinkom je znižovanie absorpcie vápnika, preto dôležitú úlohu zohráva monitorovanie hladín vápnika v sére. U pacientov s nízkou hladinou vápnika je potrebné užívať doplnky obohatené o vápnik. Ak máte závažné príznaky GERD alebo ak trvajú dlho, vyhľadajte lekársku pomoc.

Hovorenie počas jedla u pacientov po laryngektómii

Pacienti, ktorí hovoria pomocou tracheoezofageálnej hlasovej protézky, majú pri prehĺtaní ťažkosti s hovorením. Je to obzvlášť náročné vo chvíli, keď potrava alebo tekutina prechádza v pažeráku cez oblasť s TEP. Hovorenie počas tejto fázy je buď nemožné, alebo znie „bublinkovo". Je to preto, lebo vzduch privádzaný do pažeráka hlasovou protézou musí prechádzať potravou alebo tekutinami. Bohužiaľ, u niektorých, ktorí majú lalok ako náhradu hltana, to trvá omnoho dlhšie. Je to kvôli tomu, že lalok nemá peristaltiku (kontrakcia a relaxácia) a jedlo cezeň prechádza do žalúdka hlavne za pomoci gravitácie.

Dôležité je preto jesť pomaly, počas žuvania zmiešať jedlo s tekutinami a pred hovorením počkať, kým jedlo prejde oblasťou s TEP. Pacienti po laryngektómii potrebujú čas, aby sami zistili, ako dlho trvá, kým jedlo prejde pažerákom a mohli začať hovoriť. Po jedle, predtým ako začnete rozprávať, napite sa vody.

Problémy s prehĺtaním

Väčšina pacientov po laryngektómii má problémy s prehĺtaním (dysfágiou) ihneď po operácii. Keďže prehĺtanie vyžaduje koordináciu medzi viac ako dvadsiatimi svalmi a niekoľkými nervami, narušenie niektorej časti tohto systému chirurgickým výkonom alebo ožarovaním spôsobuje ťažkosti s prehĺtaním. Prevažná väčšina pacientov po laryngektómii sa naučí prehĺtať bez ťažkostí. Niektorí potrebujú drobné úpravy v stravovaní, ako napr. jedenie menších kúskov stravy, dôkladné požutie, pitie tekutín počas jedenia. Niektorí majú s prehĺtaním výrazné ťažkosti a vyžadujú pomoc špecialistu. Táto pomoc sa realizuje v spolupráci s logopédom, ktorý sa špecializuje na poruchy prehĺtania.

Prehĺtanie sa po laryngektómii ďalej mení, môže byť ovplyvnené ožarovaním a chemoterapiou. Ťažkosti s prehĺtaním a stagnovanie jedla v tráviacom trakte sa vyskytujú u 50 percent pacientov. Ak sa nerieši, môže viesť k podvýžive. Najviac komplikácií s prehĺtaním sa prejaví po prepustení z nemocnice, najčastejšie súvisia s príliš rýchlym jedením alebo nedostatočným požutím. Komplikácie sa môžu vyskytnúť aj po poranení horného pažerákového zvierača prehltnutím väčšieho kúska jedla alebo pitím horúceho nápoja. Spôsobí to opuch, ktorý trvá jeden alebo dva dni. (Svoju osobnú skúsenosť s jedením opisujem v knihe Môj hlas („My Voice")). Ťažkosti s prehĺtaním (dysfágia) sú po totálnej laryngektómii bežné. Problémy môžu byť dočasné alebo dlhotrvajúce. Rizikom je nedostatočný stav výživy, obmedzenie v sociálnych situáciách a znížená kvalita života.

Problémy s prehĺtaním sú dôsledkom:

- narušenej funkcie svalov hltana (dysmotility),

- krikofaryngeálnej dysfunkcie krikoidnej chrupky a hltana,

- zníženej sily pohybov koreňa jazyka,

- vzniku záhybov sliznice alebo jaziev na koreni jazyka (inak pseudopríchlopka), vtedy sa jedlo môže hromadiť medzi pseudopríchlopkou a koreňom jazyka,

- ťažkostí s pohybom jazyka, žutím a posunom stravy cez hltan kvôli odstráneniu hyoidnej kosti a štrukturálnym zmenám,

- zúženia hltana alebo pažeráka, čo môže sťažiť posúvanie stravy a vedie k jeho priľnutiu,

- vzniku divertikula v stene hltana, v ktorom sa môžu hromadiť tekutiny a jedlo, čo vedie k uviaznutiu stravy v hornej časti pažeráka.

Pacienti po laryngektómii štandardne nemôžu jesť hneď po zákroku a musia byť vyživovaní sondou po dva až tri týždne. Sonda sa vloží do žalúdka cez nos, ústa alebo tracheoezofageálnu punkciu. Cez sondu sa vedie výživa. Táto prax sa však postupne mení. Existuje stále viac dôkazov, že pri štandardných chirurgických zákrokoch sa perorálny príjem čistých tekutín môže obnoviť po 24 hodinách od výkonu. Môže to pomôcť pri prehĺtaní, pretože zapojené svaly sa budú naďalej používať. V prípade epizódy obštrukcie potravy v hornej časti pažeráka môže byť prehĺtanie deň alebo dva náročné. Je to pravdepodobne kvôli lokálnemu opuchu v zadnej časti hrdla a časom to zmizne.

Ako sa vyhnúť takýmto epizódam:

- jedzte pomaly a opatrne,

- jedzte malé sústa a dobre ich požujte,

- prehĺtajte malé množstvo jedla a zmiešajte ho pred prehltnutím s vodou (teplé nápoje prehltnutie uľahčujú),

- zapíjajte jedlo väčším množstvom tekutín (pomáhajú teplé nápoje),

113

- vyhýbajte sa jedlu, ktoré je lepivé a je ťažké ho požuť. Každý si nájde jedlo, ktoré sa mu prehĺta najlepšie. Ľahké na prehltnutie sú napr. toastový alebo suchší chlieb, jogurt a banán. Lepivé sú napr. jablká so šupkou, šalát, listová zelenina a mäso.

Ťažkosti s prehĺtaním sa môžu časom zmierniť. Niekedy je potrebné rozšírenie (dilatácia) pažeráka na zväčšenie priestoru. Potreby dilatácie sa posudzuje pri diagnostike prehĺtania. Dilatáciu vykonáva otorinolaryngológ alebo gastroenterológ (pozri v kapitole 11 – Dilatácia pažeráka).

Testy používané na vyšetrenie ťažkostí s prehĺtaním

Existuje 5 hlavných diagnostických testov, ktoré sa využívajú pri vyšetrení ťažkostí s prehĺtaním (dysfágie):

- rádiografia s prehĺtaním bária,

- videofluoroskopia (röntgenové snímanie pohybov),

- endoskopické vyšetrenie prehĺtania,

- fiberoskopická nazofaryngeálna laryngoskopia,

- ezofageálna manometria (meria kontrakcie svalov pažeráka).

Videofluoroskopia je zvyčajne prvé vyšetrenie, ktoré sa robí väčšine pacientov. Zaznamenáva sa pri ňom prehĺtanie. Umožňuje presnú vizualizáciu a sledovanie sekvencií udalostí, ktoré sa počas prehĺtania dejú. Pohľad je možný po cervikálny pažerák. Video je zhotovené z prednej a bočnej projekcie a je možné ho spomaliť. Pomáha to identifikovať abnormálny pohyb jedla, ako je napr. aspirácia, zhromažďovanie bolusu (súst potravy zmiešaných so slinami) a pohyb anatomických štruktúr, aktivitu svalov, presný orálny a faryngeálny čas presunu. Testovať sa môžu účinky rôznych báriových konzistencií a pozícií. Husté alebo tuhé bolusy sa zvyknú použiť u pacientov, ktorí sa sťažujú na ťažkosti s prehĺtaním tuhej stravy.

Zúženie pažeráka a problémy s prehĺtaním

Zúženie pažeráka je zúženie pozdĺž faryngo-ezofágu, ktoré blokuje alebo spomaľuje posun potravy. Vedie k tomu, že pažerák má tvar presýpacích hodín. Striktúra po laryngektómii môže byť spôsobená účinkami ožarovania, chirurgického výkonu alebo sa postupne vyvíja v podobe pooperačnej jazvy. Medzi intervencie, ktoré môžu pacientovi pomôcť, patria:

- zmeny postúry (polohy, držania tela) a stravy,

- myotómia (preťatie svalu),

- dilatácia (viď nižšie).

Voľný lalok, ktorý sa niekedy používa ako náhrada hrtana, nemá peristaltiku, čo sťažuje prehĺtanie. Po operácii v takýchto prípadoch jedlo zostupuje do žalúdka väčšinou vďaka gravitácii. Čas, za ktorý sa jedlo dostane do žalúdka, sa u jednotlivcov líši a pohybuje sa od 5 do 10 sekúnd. Pomáha dobre rozžuté jedlo pri prehĺtaní, jeho zmiešanie s tekutinou a príjem malých súst. Pred každým ďalším sústom odporúčame počkať, kým prehltnete. Striedanie tuhej stravy s tekutinami pomáha pri posunutí jedla do žalúdka. Jedenie v tomto prípade trvá dlhšie, no človek sa musí naučiť byť trpezlivý a mať na jedlo dostatok času. Opuch bezprostredne po operácii má tendenciu postupne sa zmenšovať, čo redukuje zúženie pažeráka a v konečnom dôsledku aj uľahčuje prehĺtanie. Majte to na pamäti, pretože vždy je tu nádej, že prehĺtanie sa v priebehu niekoľkých mesiacov od operácie zlepší. Ak sa tak nestane, jednou z terapeutických možností je aj dilatácia pažeráka.

Dilatácia pažeráka

Zúženie pažeráka je veľmi častým následkom laryngektómie. Pri dilatácii zúženého pažeráka je potrebné jeho opätovné rozšírenie. Výkon sa môže opakovať a jeho frekvencia sa medzi pacientami líši. U niektorých je to celoživotná komplikácia, u iných môže pažerák ostať voľný už po niekoľkých dilatáciách. Tento výkon vyžaduje lokálne utlmenie sedatívami alebo anestéziu. Do pažeráka sa zavádza séria dilatátorov s väčším priemerom, ktoré ho pomaly rozširujú. Počas výkonu sa uvoľňuje fibrotické tkanivo.

Niekedy sa na rozšírenie lokálnej striktúry používa aj balónová dilatácia. Iné metódy zahŕňajú použitie lokálnych a injektabilných steroidov v pažeráku. Dilatáciu uskutočňuje ORL lekár alebo gastroenterológ, v nevyhnutnom prípade ju možno vykonať u pacienta doma. V komplikovaných prípadoch môže byť potrebný chirurgický výkon s cieľom odstrániť zúženie alebo nahradiť úzky úsek štepom. Keďže dilatácia narúša fibrózu, bolesť vzniknutá pri tomto výkone chvíľu pretrváva. Užívanie liekov proti bolesti ju môže zmierniť (pozri v kapitole 12 – Manažment bolesti).

Použitie botulotoxínu

Botulotoxín je farmaceutický prípravok toxínu A, ktorý vytvára anaeróbna baktéria *Clostridium botulinum*. Táto baktéria spôsobuje čiastočnú paralýzu svalov (botulizmus) pôsobením na ich presynaptické cholinergné nervové vlákna tým, že bráni uvoľňovaniu acetylcholínu v neuromuskulárnom spojení. V malom množstve sa môže použiť na dočasné ochrnutie svalov na tri až štyri mesiace. Používa sa na kontrolu svalových kŕčov, nadmerného žmurkania a na kozmetické ošetrenie vrások. Vedľajšie účinky sú zriedkavé a ide o rozšírenú svalovú slabosť, veľmi zriedkavým následkom je smrť. Injektáž botulotoxínu sa používa na zlepšenie prehĺtania a tracheoezofageálnej reči u pacientov po laryngektómii. Injekcie znižujú napätie a spazmus vibračného segmentu, vďaka čomu si tvorba pažerákového alebo tracheoezofageálneho hlasu vyžaduje menej úsilia. Botulotoxín pôsobí len na aktívne svaly. Do spastických svalov môže byť potrebné aplikovať pomerne veľké dávky. Pri ťažkostiach s prehĺtaním sa môže botulotoxín použiť aj na uvoľnenie svalového napätia v dolnej čeľusti. Nepomáha pri stavoch, ktoré nie sú spôsobené svalovými kŕčmi, ako je napr. divertikul pažeráka, fibrotické zúženia po ožiarení, jazvy a striktúry po chirurgickom výkone. Hypertonus pažerákového zvierača alebo faryngoezofageálny spazmus (pharyngoesophageal sphincter – PES) sú po laryngektómii častou príčinou zlyhania tracheoezofageálnej reči. Zvýšené napätie zvierača môže zvýšiť maximálny tlak v pažeráku, čím sa naruší plynulosť reči. Narušiť sa môže aj prehĺtanie počas faryngeálneho prechodu stravy a tekutín. Injektáž botulotoxínu vykonáva otorinolaryngológ. Vykonať sa môže perkutánne (cez kožu) alebo pomocou gastroskopie. Perkutánna injekcia do zvierača pažeráka, pozdĺž nového hltana (neofaryngu), sa vykonáva tesne nad stómou a na jej boku. Injekciu za pomoci gastroskopie vykonáme vtedy, keď perkutánna injekcia nie je možná. Používa sa u pacientov s ťažkou postradiačnou fibrózou, zmenami anatómie krku a úzkosťou alebo neschopnosťou absolvovať perkutánnu injektáž. Umožňuje tiež priamu vizualizáciu a lepšiu presnosť. Injekciu do segmentu PES vykonáva gastroenterológ, po nej sa mierne nafúkne balónik s cieľom dosiahnuť rovnomerné rozloženie botulotoxínu.

Faryngokutánna fistula

Faryngokutánna fistula je abnormálne prepojenie medzi tkanivom hltana a kožou. Z oblasti hltana na kožu pretekajú sliny, čo naznačuje rozpad línie chirurgického stehu na hltane. Ide o najčastejšiu komplikáciu po laryngektómii. Zvyčajne sa vyskytuje 7 až 10 dní po výkone. Rizikovým faktorom je predchádzajúce ožarovanie. Pacient má pozastavený orálny príjem stravy a tekutín, kým sa fistula nezhojí alebo nie je chirurgicky ošetrená. Uzatvorenie fistuly vyšetríme "testom prehltnutia farby" (používa sa metylénová modrá, ktorá, ak má pacient fistulu, sa objaví na koži) a/alebo RTG snímaním s použitím kontrastnej látky.

Čuch po laryngektómii

Pacienti po laryngektómii môžu mať ťažkosti s čuchom. Laryngektómia síce neznamená chirurgické porušenie čuchových nervov (čuch ako zmysel ostáva neporušený), ale mení sa dráha prúdenia vzduchu počas dýchania. Pred laryngektómiou prúdi vzduch do pľúc cez nos a ústa. Vďaka tomu rozoznávame vône, ktoré prichádzajú do kontaktu s nervovými zakončeniami v nose (*nervus olfactorius*) zodpovednými za čuch. Po laryngektómii už aktívny prúd vzduchu cez nos neprechádza. Pacient to vníma ako stratu čuchu. Technikou "zdvorilého zívania" môžete čuch znova získať. Táto metóda zahŕňa pohyby ako pri pokuse zívať so zatvorenými ústami. Rýchly pohyb dolnej čeľuste a jazyka smerom nadol, kým pery sú zovreté, vytvorí jemné vákuum, vtiahne vzduch do nosa a umožní detekciu akejkoľvek vône tým, že vzduch prúdi inak. Cvičením možno dosiahnuť podobné vákuum pomocou jemnejších (ale efektívnych) pohybov jazyka.

KAPITOLA 12:

Medicínske otázky po ožarovaní a operácii: manažment bolesti, šírenia nádoru, hypotyreózy a predchádzanie lekárskym omylom

Táto kapitola popisuje rôzne zdravotné problémy, ktoré postihujú pacientov po laryngektómii.

Manažment bolesti

Veľa pacientov, ktorí bojovali s rakovinou, sa sťažuje na bolesť. Bolesť môže byť jedným z dôležitých príznakov rakoviny a môže dopomôcť k jej diagnostike. Neodporúčame ju ignorovať, pri jej prejavoch treba vyhľadať lekársku pomoc. Bolesť spojená s nádorom sa môže líšiť intenzitou a kvalitou. Môže byť trvalá, prerušovaná, mierna, stredná alebo závažná, pálčivá, tupá alebo ostrá.

Spôsobená býva útlakom nádoru alebo jeho prerastaním a ničením okolitých tkanív. Postupné zväčšovanie nádoru spôsobuje bolesť, pretože môžu byť utlačené nervy, kosti alebo iné štruktúry. Nádory hlavy a krku zároveň narúšajú sliznicu a vystavujú ju účinkom baktérií zo slín a úst. Rozšírenie alebo recidíva rakoviny spôsobujú bolesť s väčšou pravdepodobnosťou.

Bolesť môže byť vyvolaná aj liečbou, keďže chemoterapia, ožarovanie a operácia sú jej potenciálnymi zdrojmi. Chemoterapia môže spôsobiť hnačku, bolesti v ústach a poškodenie nervov. Rádioterapia (ožarovanie) hlavy a krku môže zapríčiniť bolestivé a pálčivé pocity na koži a v ústach, stuhnutie svalstva a poškodenie nervov. Operácia býva taktiež bolestivá, keďže môže zanechať deformácie alebo jazvy, ktoré sa hoja pomaly .

Nádorovú bolesť liečime viacerými metódami. Pokiaľ je to možné, obmedzíme zdroj bolesti (ožarovaním, chemoterapiou alebo operáciou). Ak to možné nie je, pristúpime k ďalšej terapii (lieky, nervové blokády, akupunktúra, akupresúra, masáž, fyzikálna liečba, meditácia, relaxácia, ba dokonca humor). Tieto terapie vám poskytnú špecialisti na liečbu bolesti.

Lieky proti bolesti môžu byť podané vo forme tablety, rozpustnej tablety, intravenózne, intramuskulárne, rektálne alebo cez neporušenú kožu vo forme masti či náplaste. Skupiny liekov proti bolesti sú: analgetiká (napr. aspirín, acetaminofén), nesteroidné protizápalové lieky (napr. ibuprofén), slabé opioidy (napr. kodeín) a silné opioidy (napr. morfín, oxykodón, hydromorfón, fentanyl, metadón).

Stáva sa, že pacienti nedostanú adekvátnu liečbu nádorovej bolesti pre neochotu lekárov vyšetriť stupeň bolesti a navrhnúť liečbu, sami pacienti sa zdráhajú hovoriť o svojej bolesti, majú strach zo závislosti na analgetikách a obavy z vedľajších účinkov.

Liečba bolesti nielenže zvýši kvalitu života pacientov, ale aj ich ošetrovateľom uľahčí starostlivosť. Pacienti, hovorte s ošetrovateľmi o svojej bolesti a vyhľadajte adekvátnu liečbu. Odporúčame vyšetrenie algeziológom (špecialistom na liečbu bolesti). V dnešnej dobe majú všetky väčšie centrá pre liečbu rakoviny programy na zvládanie bolesti.

Symptómy a príznaky recidívy alebo nového nádoru hlavy a krku

Väčšine pacientov s rakovinou hlavy a krku je poskytnutá chirurgická alebo nechirurgická liečba, ktorou sa nádor odstráni. Vždy je tu možnosť, že rakovina sa môže vrátiť, preto je nevyhnutná ostražitosť pre prípad recidívy alebo nového nádoru. Dôležité je rozpoznať príznaky nádoru hrtana a iných nádorov hlavy a krku, aby ste ich odhalili v skorom štádiu.

Príznaky a prejavy nádorov hlavy a krku:

- krvavé hlieny,

- krvácanie z nosa, hrdla a úst,

- hrboľaté útvary na krku (pod kožou, na koži),

- hrboľaté útvary v ústach alebo biele, červené a tmavé škvrny v ústach,

- neprirodzený hlas alebo ťažkosti s dýchaním,

- dlhodobý kašeľ,

- zmeny kvality hlasu (vrátane zachrípnutia),

- bolesť alebo opuch krku,

- ťažkosti so žuvaním, prehĺtaním alebo pohybom jazyka,

- zhrubnutie ďasien,

- bolesť v okolí zubov alebo uvoľňovanie zubov,

- rana v ústach, ktorá sa nehojí alebo zväčšuje svoju veľkosť,

- tŕpnutie jazyka alebo inej časti úst,

- trvalá bolesť úst, krku alebo ucha,

- zápach z úst,

- strata hmotnosti.

Pacienti s týmito príznakmi by mali byť čo najskôr vyšetrení otorinolaryngológom.

Šírenie nádorov hlavy a krku

Karcinóm hrtana, ako aj ostatné typy karcinómov hlavy a krku sa môžu rozšíriť do pľúc a pečene. Riziko šírenia je vyššie u veľkých nádorov a u tých, ktoré boli diagnostikované neskoro. Riziko šírenia je vysoké prvých päť rokov, a obzvlášť prvé dva roky potom, ako sa rakovina objavila. Ak spádové lymfatické uzliny neobsahujú rakovinové bunky, riziko šírenia je menšie.

Pacienti, ktorí už rakovinu prekonali, môžu s vyššou pravdepodobnosťou ochorieť na iný typ malignity, ktorý nesúvisí s nádorom hlavy a krku. So vzrastajúcim vekom sa pridružujú aj iné ochorenia vyžadujúce liečbu, ako napr. vysoký krvný tlak a cukrovka. Preto je nevyhnutná adekvátna výživa, starostlivosť o zuby (pozri kapitola 14. Problémy so zubami), fyzické a duševné zdravie, kvalitný lekársky dohľad a pravidelné kontroly. (Pozri v kapitole 13 – Sledovanie všeobecným lekárom, internistom a inými medicínskymi špecialistami.) Pacienti, ktorí sa vyliečili z rakoviny hlavy a krku, sa musia, podobne ako všetci ostatní pacienti, mať na pozore pred inými druhmi nádorov, ktoré sú relatívne ľahko diagnostikovateľné pravidelnými vyšetreniami prsníkov, krčka maternice, prostaty, hrubého čreva a kože.

Nízka hladina hormónov štítnej žľazy (hypotyreóza) a jej liečba

U väčšiny pacientov po laryngektómii sa vyvinie hypotyreóza (znížená funkcia štítnej žľazy s nízkymi hladinami jej hormónov). Tento vedľajší účinok vzniká v dôsledku ožarovania alebo operácie hrtana, keď sa chirurgicky odstráni celá štítna žľaza alebo jej časť. Prejavy hypotyreózy sú rôzne. Niektorí pacienti nemajú žiadne symptómy, iní ich majú dramatické, zriedkavo až život ohrozujúce. Sú nešpecifické a podobajú sa mnohým prirodzeným zmenám alebo starnutiu.

Všeobecné príznaky – keďže hormóny štítnej žľazy stimulujú telesný metabolizmus, väčšina symptómov nastáva spomalením metabolických procesov. Celotelové príznaky zahŕňajú únavu, spomalenosť, priberanie na hmotnosti a horšiu toleranciu okolitej nízkej teploty.

Koža – znížené potenie, suchá a zhrubnutá pokožka, lámavé alebo tenké vlasy, vymiznutie obočia a krehké nechty.

Oči – mierny opuch okolia očí.

Srdcovo-cievny systém – spomalenie tepu srdca, slabnutie jeho kontrakcií a zhoršenie jeho celkovej funkčnosti. Spôsobovať môže únavu a dýchavičnosť počas cvičenia, hypertenziu mierneho stupňa a zvýšenie hladiny cholesterolu.

Dýchací systém – dýchacie svalstvo môže byť oslabené, čím sa zníži funkčnosť pľúc. Príznakmi sú únava, dýchavičnosť spojená s fyzickou námahou a zníženie schopnosti cvičiť. Môže dôjsť k opuchu jazyka, zachrípnutiu hlasu a k OSAS – syndrómu obštrukčného spánkového apnoe (nie u pacientov po laryngektómii).

Gastrointestinálny systém – spomalenie pohybov tráviaceho traktu vyvoláva zápchu.

Reprodukčný systém – nepravidelnosť menštruačného cyklu, ktorý môže úplne vymiznúť alebo sa objaví iba sporadicky. V inom prípade môže byť naopak veľmi častý a silný. Nedostatočnú funkciu štítnej žľazy možno upraviť podávaním syntetického hormónu štítnej žľazy (tyroxínu). Tento liek by sa mal užívať nalačno, tridsať minút pred jedlom a zapiť plným pohárom vody (ideálne pred raňajkami alebo v inej pravidelne určenej dobe počas dňa). Dôvodom je, že jedlo obsahujúce tuky (napr. vajíčka, slanina, hrianka, zemiaková kaša a mlieko) môže znížiť vstrebávanie tyroxínu až o štyridsať percent.

Je dostupných niekoľko typov synteticky vyrobeného tyroxínu, ale názory na ich účinnosť sa rôznia.

Existujú drobné rozdiely medzi jednotlivými syntetickými náhradami tyroxínu a odporúča sa, ak je to možné, ostať pri jednej značke. Ak dôjde k zmene výrobku, dôležité je pravidelné sledovanie hladín tyreostimulačného hormónu (TSH) a voľného tyroxínu (T4), aby sme zistili, či predpisované dávky liekov sú dostatočné.

Po začatí liečby by mal byť pacient opätovne vyšetrený do troch až šiestich týždňov, stanovená by mala byť hladina TSH s prípadnou úpravou dávky. Prejavy hypotyreózy sa začnú zmierňovať po dvoch až troch týždňoch užívania náhrady tyroxínu a trvá minimálne šesť týždňov, kým úplne vymiznú.

Pacientom, u ktorých príznaky hypotyreózy pretrvávajú alebo majú vysoké hladiny TSH, možno po troch týždňoch dávku tyroxínu zvýšiť. Po začatí alebo úprave liečby pacienta trvá približne šesť týždňov, kým sa hladina hormónov ustáli.

Zvyšovanie dávky hormónov každých tri až šesť týždňov pokračuje, kým sa hladina TSH nevráti do normálnych hodnôt (od cca 0,5 do 5,0 mU/L). Potvrdia to pravidelné laboratórne kontroly hladín TSH. Po ustálení hodnôt je nutné pravidelné sledovanie hladiny sérového TSH raz ročne (prípadne častejšie, ak výsledok nie je v poriadku alebo sa pacientov stav zmení). Prispôsobenie dávky si môžu vyžiadať aj zmeny v dôsledku starnutia a straty hmotnosti pacienta.

Predchádzanie lekárskym a chirurgickým omylom

Lekárske a chirurgické pochybenia sú časté. Pribúdajú súdne spory pre zanedbanie lekárskej starostlivosti, rastie cena medicínskej starostlivosti, dĺžka hospitalizácie pacientov, chorobnosť a úmrtnosť.

Článok, v ktorom sú detailne zhrnuté moje osobné skúsenosti so zdravotníckymi či chirurgickými pochybeniami, bol publikovaný na webovej stránke Disabled-World.com (odkaz na stránku http://www.disabled-world.com/disability/publications/neckcancer-patient.php).

Najlepšie predídeme omylom, keď si pacient radí sám alebo má k dispozícii rodinného príslušníka či priateľa, s ktorým sa môže poradiť.

Lekárske omyly možno obmedziť tým, že:

- sa budete informovať a bez váhania žiadať vysvetlenia,

- sa stanete „odborníkmi" na svoje zdravotné problémy,

• vaša rodina alebo priatelia ostanú v nemocnici s vami,

• sa budete dožadovať názoru ďalšieho odborníka,

• poučíte poskytovateľa zdravotnej starostlivosti o vašom stave a potrebách (pred chirurgickým zákrokom a po ňom).

Lekárske omyly znižujú dôveru pacienta v zdravotníkov. Priznanie a prijatie vlastnej zodpovednosti zdravotníckymi pracovníkmi pomáha preklenúť nedôveru a pacient môže znovu nadobudnúť stratenú istotu. Ak sa podarí nadviazať dialóg, odhalí sa viac detailov okolností, ktoré viedli k omylu, čo pomôže do budúcna zabrániť vzniku podobných chýb. Otvorená diskusia uistí pacienta v tom, že zdravotník berie celú vec vážne a podnikne konkrétne kroky na to, aby pacient pobytom v nemocnici neutrpel.

Keď zdravotník odmieta s pacientom alebo jeho príbuznými diskutovať o omyloch, zvyšuje sa ich strach, frustráciu a zlosť, čo komplikuje celý liečebný proces. Navyše, nahnevaný pacient sa môže obrátiť na súd.

Väčšia ostražitosť zdravotníckych pracovníkov pomáha redukovať chyby. Lekárskym omylom sa treba snažiť zo všetkých síl predchádzať. Ich ignoráciou iba zvýšime pravdepodobnosť, že sa budú opakovať. Vnútorné predpisy v jednotlivých zdravotníckych zariadeniach by mali podporovať a povzbudzovať zdravotníckych profesionálov v tom, aby zverejnili prípady, v ktorých sa pochybilo. Existujú preventívne opatrenia, ktoré môžu byť uplatnené v každom zdravotníckom zariadení a ambulancii. Poučenie pacienta a jeho blízkych o jeho zdravotnom stave a liečebnom pláne je v najvyššom záujme všetkých zainteresovaných.

Lekárskym omylom môžeme v medicínskych inštitúciách predchádzať týmito krokmi:

- zaviesť kvalitnejšie a jednotné zdravotnícke školenia,

- dodržiavať zavedené štandardy zdravotnej starostlivosti,

- vykonávať pravidelnú kontrolu záznamov s cieľom odhaliť a napraviť medicínske omyly,

- zamestnávať iba primerane vzdelaný a vyškolený personál,

- inštruovať, napomínať a vzdelávať členov personálu, ktorí sa dopustia omylu a prepustiť tých, ktorí chyby opakujú,

- vytvoriť a dôkladne dodržiavať postupy, zaviesť protokoly a kontrolné listy pre všetky zásahy pri lôžku pacienta,

- zlepšiť dozor a komunikáciu medzi jednotlivými poskytovateľmi zdravotnej starostlivosti,

- vyšetriť všetky pochybenia a prijať opatrenia na prevenciu pochybení,

- poučiť a informovať pacienta a ošetrovateľov o jeho stave a liečebných plánoch,

- zabezpečiť prítomnosť rodinného príslušníka alebo priateľa, ktorý poslúži ako poradca pacienta a bude zárukou vhodnosti postupu,

- odpovedať na sťažnosti pacientov a rodiny, prijať zodpovednosť, ak je to potrebné, diskutovať o tom s rodinou a personálom a podniknúť kroky na predchádzanie chybám.

KAPITOLA 13:

Preventívna starostlivosť: sledovanie, predchádzanie fajčeniu a očkovanie

Preventívna lekárska a stomatologická starostlivosť je pre onkologických pacientov nevyhnutnosťou. Veľa pacientov so zhubným nádorom nevenuje pozornosť iným zdravotným problémom a sústredí sa výhradne na diagnózu rakoviny. Zanedbávanie ostatných zdravotných problémov prináša so sebou riziko vážnych následkov, ktoré môžu ovplyvniť zdravotný stav pacienta a jeho dĺžku života.

Najdôležitejšími bodmi prevencie pre pacientov s nádormi hlavy a krku a po laryngektómii sú:

- správna starostlivosť o zuby,

- pravidelné vyšetrenia všeobecným lekárom,

- sledovanie otorinolaryngológom,

- vhodné očkovania,

- zanechanie fajčenia,

- dodržiavanie odporúčaných techník (napr. používanie sterilnej vody na ovlaženie úst),

- udržanie dostatočnej výživy.

O rutinnom sledovaní zubárom a zubnej preventívnej starostlivosti sa dočítate v kapitole 14.
Nácvik správnej techniky ošetrovania dutiny ústnej je zhrnutý v kapitole 8.
O správnej výžive pojednáva kapitola 11.

Sledovanie všeobecným lekárom, internistom a medicínskymi špecialistami

Dlhodobé sledovanie špecialistami z oboru otorinolaryngológie, radiačnej onkológie (u pacientov, ktorí podstúpili liečbu ožarovaním) a klinickej onkológie (u pacientov, ktorí podstúpili chemoterapiu) je kľúčové. S odstupom času od stanovenia diagnózy, liečby a operácie sú kontroly čoraz menej časté. Väčšina ORL lekárov odporúča počas prvého roka po liečbe kontroly jedenkrát za mesiac, postupne menej často podľa stavu pacienta. Pacientov vedú k tomu, aby v prípade, ak sa u nich objavia nové príznaky, vyhľadali lekára.

Pravidelné kontroly dodávajú pacientovi istotu, že akejkoľvek zmene zdravotného stavu bude venovaná adekvátna pozornosť a každý nový problém sa bude riešiť. Lekár pacienta starostlivo vyšetrí, aby odhalil prípadnú recidívu. Kontroly zahŕňajú všeobecné vyšetrenie celého tela a špeciálne vyšetrenie krku, hrdla a dutiny ústnej. Vyšetrenie horných dýchacích ciest sa robí priamo endoskopom alebo nepriamou vizualizáciou malým zrkadielkom, čo umožní pátranie po možných abnormalitách. V prípade potreby sa vykonajú rádiologické a iné zobrazovacie vyšetrenia.

Pre prípad vzniku akýchkoľvek zdravotných a zubných problémov je dôležité ostať aj v sledovaní internistu/všeobecného lekára a stomatológa.

Očkovanie proti chrípke

Pacienti po laryngektómii, bez ohľadu na vek, by mali absolvovať očkovanie proti chrípke, keďže chrípka môže mať aj ťažký priebeh a očkovanie je dôležitou prevenciou.

Dostupné očkovania zahŕňajú:

1. injekčnú vakcínu proti chrípke – deaktivovaný vírus (obsahujúci neživý vírus), ktorý sa podáva injekčne, najčastejšie do ramena. Podanie tejto vakcíny je schválené pre deti od 6 mesiacov veku, vrátane zdravých ľudí a pacientov s chronickými zdravotnými ťažkosťami;

2. vakcínu proti chrípke vo forme spreja do nosa – očkovanie za použitia živého, oslabeného vírusu chrípky, ktorý chrípku nevyvolá (niekedy sa nazýva aj LAIV podľa slovného spojenia *"live attenuated influenza vaccine"* – v preklade „živá oslabená vakcína proti chrípke", alebo FluMist®); LAIV je schválená pre použitie u zdravých ľudí vo veku 2 – 49 rokov (s výnimkou tehotných žien). (LAIV vakcína na Slovensku v roku 2020 nie je dostupná – pozn. prekl.).

Pre každú chrípkovú sezónu je vyvinutá nová očkovacia látka. Konkrétne kmene vyvolávajúce chrípku sú nepredvídateľné, je vysoko pravdepodobné, že kmene, ktoré spôsobili chrípku v ostatných častiach sveta, ju vyvolajú aj v USA (aj na Slovensku – pozn. prekl.). Pred očkovaním sa poraďte s lekárom, aby ste si boli istí, že neexistujú dôvody na nepodanie očkovacej látky (napríklad alergia na vajíčka).

Najlepším spôsobom potvrdenia nákazy chrípkou je rýchly test výteru z nosovej sliznice a vyšetrenie sekrétu pomocou vyšetrovacích súprav. Keďže u pacientov po laryngektómii neexistuje žiadne spojenie medzi nosom a pľúcami, odporúčame testovať sekrét z nosa spoločne so sekrétom z kanyly (s použitím vyšetrovacej súpravy, ktorá bola na tento účel schválená).

Informácie o tomto type testovania sú dostupné na webovej stránke amerického Centra pre kontrolu ochorení (Centers for disease control and prevention, http://www.cdc.gov/flu/professionals/diagnosis/rapidlab.htm).

Jedinou „výhodou" pacientov po laryngektómii je to, že sú menej náchylní na vírusové respiračné infekcie. Je to preto, lebo vírusy nádchy najskôr infikujú nosovú sliznicu a hrdlo, a odtiaľ cestujú do zvyšku tela, vrátane pľúc. Keďže pacienti po laryngektómii nedýchajú nosom, je menšia pravdepodobnosť, že ich vírusy nádchy nakazia.

(Pacienti po laryngektómii bývajú trvalými hostiteľmi multirezistentných baktérií, ktoré osídľujú kanylu a mávajú chronické zápaly horných aj dolných dýchacích ciest, ktoré môžu viesť k závažnej pneumónii – pozn. prekl.)

Napriek tomu je dôležité, aby pacienti po laryngektómii absolvovali jedenkrát ročne imunizáciu proti vírusom chrípky a aby nosili zvlhčovacie zariadenie (výmenník tepla a vlhka – HME), ktoré filtruje vdychovaný vzduch do pľúc. Pacienti by si predtým, ako sa dotknú kanyly, zvlhčovača, alebo pred jedením mali dôkladne umyť ruky. Zvlhčovač Atos (Provox) Micron HME s elektrostatickým filtrom bol vyvinutý na to, aby filtroval potenciálne patogény a znižoval náchylnosť na infekcie dýchacieho systému.

Vírus chrípky sa šíri aj dotýkaním sa predmetov. Pacienti po laryngektómii, ktorí používajú hlasovú protézku a potrebujú zvlhčovacie zariadenie HME, aby mohli hovoriť, sú viac ohrození priamym zanesením vírusu do pľúc. Časté umývanie rúk a čistenie pokožky obmedzuje šírenie vírusu.

Očkovanie proti pneumokokom

Pacientom po laryngektómii a všetkým pacientom s tracheostómiou sa odporúča očkovanie proti pneumokokom, keďže pneumokoky sú jednou z najvýznamnejších príčin zápalov pľúc.

V Spojených štátoch sú k dispozícii dva typy očkovaní proti pneumokokom: konjugovaná vakcína proti pneumokokom (Prevenar 13 alebo PCV13) a 23-valentná pneumokoková polysacharidová vakcína (Pneumovax alebo PPV23). Indikácia pneumokokovej vakcíny by mala byť konzultovaná s lekárom.

(Centrum pre kontrolu ochorení publikuje aktuálne odborné usmernenia na web stránke http://www.cdc.gov/vaccines/)

Vyhýbanie sa fajčeniu a alkoholu

Pacienti s nádormi hlavy a krku by mali absolvovať poradenstvo o dôležitosti zanechania fajčenia. Fajčenie je nielen hlavným rizikovým faktorom pre vznik rakoviny hlavy a krku, ale toto riziko významne zvyšuje konzumácia alkoholu. Fajčenie ovplyvňuje prognózu rakovinového ochorenia. Pacienti s karcinómom hrtana, ktorí naďalej fajčia a pijú alkohol, sa s nižšou pravdepodobnosťou vyliečia a s vyššou pravdepodobnosťou sa u nich vyvinie ďalšie nádorové ochorenie. Ak fajčia počas ožarovania aj po jeho skončení, zvyšujú závažnosť a pretrvávanie reakcie na slizniciach, zhoršuje sa im suchosť v ústach (xerostómia) a má to negatívny dopad na ich prognózu. Fajčenie tabakových výrobkov a konzumácia alkoholu znižuje účinok liečby karcinómu hrtana. Pacienti, ktorí počas liečby ožarovaním fajčia, majú horšiu dlhodobú perspektívu prežívania ako pacienti, ktorí nefajčia.

KAPITOLA 14:

Problémy so zubami a liečba kyslíkom v pretlakovej komore

Ťažkosti so zubami sú pre pacientov po laryngektómii problémom, najmä pre dlhodobé nežiaduce účinky rádioterapie. Dodržiavaním primeranej zubnej hygieny možno mnohým problémom predchádzať.

Problémy so zubami

Dentálne ťažkosti po ožarovaní oblasti hlavy a krku sú bežné. Nežiaduce účinky ožarovania zahŕňajú:

- nižšie prekrvenie oblasti čeľusti a sánky – maxily a mandibuly,

- pokles produkcie slín a zmenu ich chemického zloženia,

- zmeny bakteriálneho osídlenia slizníc dutiny ústnej.

Kvôli týmto zmenám môžu byť zubné kazy, bolestivosť a zápaly ďasien a periodontu obzvlášť problematické. Pravdepodobnosť výskytu týchto problémov sa dá znížiť dobrou starostlivosťou o zuby a dutinu ústnu, napr. čistením, vyplachovaním a používaním fluórovej zubnej pasty po každom jedle. Používanie fluórových prípravkov na kloktanie alebo ich nanášanie na ďasná zabraňuje vzniku zubného kazu. Dôležité je aj udržiavanie dobrej hydratácie dutiny ústnej a používanie náhradných slín.

Niekoľko týždňov pred začiatkom ožarovania oblasti hlavy a krku sa odporúča dôkladné vyšetrenie dutiny ústnej stomatológom a následne pravidelné kontroly jeden- až dvakrát za rok. Nezabudnite na poctivé čistenie zubov.

V dôsledku ožarovania môže dôjsť k zmene prekrvenia čeľustných kostí maxily alebo mandibuly. Pacienti majú v týchto oblastiach riziko rozvoja kostnej nekrózy (osteorádionekrózy). Vytrhnutie alebo akékoľvek ochorenie zuba môže viesť k jej vzniku. Pred zubným ošetrením by mali pacienti informovať zubára, že boli ožarovaní. Osteorádionekróze sa dá predchádzať podstúpením niekoľkých cyklov kyslíkovej terapie v pretlakovej komore pred vytrhnutím zuba alebo zubnou operáciou a po nej (pozri nižšie). Je to doporučené obzvlášť v prípade, ak sa poškodený zub nachádza v oblasti, ktorá bola vystavená vysokej dávke žiarenia. Konzultácia s radiačným onkológom, ktorý liečbu ožarovaním predpísal, pomôže zistiť, či je takáto terapia žiaduca.

Zubná prevencia znižuje riziko dentálnych problémov vedúcich k nekróze kosti. Špeciálne fluoridové prípravky spolu s pravidelným čistením zubov kefkou a zubnou niťou pomáhajú predchádzať chorobám zubov.

V domácich podmienkach ošetrovania sa odporúča nasledovná doživotná rutina:

- čistenie každého zuba zubnou niťou a pastou po každom jedle;

- čistenie jazyka jedenkrát denne s použitím špeciálnej kefky na jazyk alebo zubnej kefky s jemnými štetinami;

- denné vyplachovanie ústnej dutiny sódou bikarbónou. Sóda bikarbóna pomáha neutralizovať prostredie úst, roztok sa vyrába zmiešaním jednej čajovej lyžičky sódy s 350 ml vody, vyplachujte v priebehu dňa;

- používanie fluoridov vo forme fluórových zásobníkov jedenkrát denne. Tieto zásobníky sú komerčne dostupné a zubári ich môžu dať vyrobiť aj na mieru. Nanášajú sa na zuby a nechávajú sa pôsobiť desať minút. Po aplikácii fluoridov by sa nemalo tridsať minút jesť, piť či vyplachovať ústa.

Reflux žalúdočnej kyseliny je bežným javom po operácii v oblasti hlavy a krku, zvlášť u pacientov, ktorí podstúpili čiastočnú alebo totálnu laryngektómiu (pozri v kapitole 11 – Symptómy a liečba refluxu žalúdočnej kyseliny). Tento proces môže prispieť k zubnej erózii (predovšetkým dolnej čeľuste) a napokon aj k strate zubov.

Následky môžu byť znížené:

- užívaním liekov znižujúcich tvorbu žalúdočnej kyseliny,

- častým jedením menších súst a pitím po malých dúškoch,

- tým, že si neľahnete bezprostredne po najedení,

- tým, že v ľahu zdvihnete hornú polovicu tela s pomocou vankúša o 45 stupňov.

Liečba kyslíkom v pretlakovej komore

Liečba kyslíkom v pretlakovej komore (hyperbarická oxygenoterapia – HBO) je vdychovanie čistého kyslíka v tlakovanej miestnosti. HBO je zaužívaná na liečbu dekompresnej choroby (riziko potápania) a používať sa môže aj ako prevencia osteorádionekrózy.

HBO sa používa na liečbu širokého spektra zdravotných problémov, akými sú napr. bubliny vzduchu v krvných cievach (arteriálna vzduchová embólia), choroba z dekompresie, otrava oxidom uhoľnatým, nehojace sa rany, drvivé poranenia, gangrény, zápalové ochorenia kože a kostí spôsobujúce odumretie tkaniva (patrí sem aj osteorádionekróza), poranenia ožarovaním, popáleniny, kožné štepy alebo kožné laloky, ktorým hrozí odumretie a závažná chudokrvnosť.

V hyperbarickej komore je tlak vzduchu trojnásobne vyšší ako normálny tlak okolitého prostredia. Za týchto podmienok sú pľúca schopné získať oveľa viac kyslíka ako pri vdychovaní čistého kyslíka pri normálnom tlaku vzduchu.

Tento kyslík je krvou roznášaný do celého tela a podnecuje uvoľňovanie chemických látok, ktorým sa hovorí „rastové faktory" a kmeňové bunky, ktoré podporujú hojenie. Ak je tkanivo poranené, zhojenie si vyžaduje viac kyslíka. Liečba HBO zvyšuje množstvo kyslíka v krvi, dočasne normalizuje hladiny krvných plynov a obnovuje stratenú funkčnosť tkanív. Tieto procesy dokážu podporovať hojenie a schopnosť tkanív bojovať s infekciou.

Liečba HBO je bezpečná a komplikácie sú zriedkavé. Patrí medzi ne dočasná krátkozrakosť (myopia), poranenia vnútorného a stredného ucha (vrátane presakovania tekutiny a prasknutia bubienka pri zvýšenom tlaku vzduchu), poškodenie orgánov spôsobené zmenou tlaku vzduchu (barotraumou) a epileptické záchvaty vyvolané toxickým účinkom kyslíka.

Čistý kyslík môže spôsobiť požiar v prípade, ak je v blízkosti zdroj vznietenia, napríklad iskra alebo plameň. Preto je zakázané prinášať do pretlakovej komory predmety, ktoré možno zapáliť oheň (napríklad zapaľovače alebo zariadenia na batérie).

Liečba HBO môže byť ambulantná a hospitalizácia nie je nutná. Hospitalizovaní pacienti môžu na liečbu HBO potrebovať transport, ak sa toto zariadenie nachádza mimo nemocničnej budovy.

Terapiu možno poskytnúť dvomi rozličnými spôsobmi:

- *samostatná jednotka vyvinutá pre jednotlivcov* v oddelenom zariadení, pacient pritom leží na ležadle, ktoré sa zasunie do priehľadného plastového tunela;

- *komora pre viacero pacientov súbežne* v terapeutickej miestnosti HBO, v ktorej pacienti sedia alebo ležia. Kyslík sa podáva pomocou helmy alebo masky.

Zvýšený tlak vzduchu počas HBO vyvoláva pocit dočasného zaľahnutia v ušiach, podobne ako pobyt v lietadle alebo vo vysokých nadmorských výškach. Úľavu od týchto pocitov môže priniesť zívnutie alebo prehltnutie. Liečebná kúra zvykne trvať jednu až dve hodiny. Členovia ošetrovateľského tímu počas liečebného procesu monitorujú pacienta. Bezprostredne po ukončení terapie sa môže pacient ešte niekoľko minút cítiť ako omámený.

Liečba kyslíkom vyžaduje niekoľko opakovaných podaní, aby bola účinná. Počet aplikácií závisí od zdravotného stavu pacienta. Na zvládnutie niektorých chorobných stavov, ako je napr. otrava oxidom uhoľnatým, postačujú približne tri kúry liečby. Ostatné stavy, ako osteorádionekróza či nehojace sa rany, môžu vyžadovať aj 25 – 30 podaní.

Samostatná HBO môže účinne vyliečiť chorobu z dekompresie, arteriálnu vzduchovú embóliu a závažné otravy oxidom uhoľnatým. Na efektívnu liečbu ostatných chorobných stavov je možné použiť HBO ako súčasť komplexného liečebného plánu a ordinovať ju v kombinácii s ďalšími procedúrami a liekmi, ktoré zodpovedajú individuálnym potrebám pacienta.

KAPITOLA 15:

Psychické ťažkosti: depresia, samovražda, neistota, zdieľanie diagnózy, starostlivosť o blízkeho s chorobou a zdroje podpory

Pacienti, ktorí sa vyliečia z rakoviny hlavy a krku, vrátane tých, ktorí podstúpili laryngektómiu, čelia mnohým psychologickým, sociálnym a osobným problémom. Rakovina hlavy a krku a jej liečba majú veľký vplyv na niektoré základné životné funkcie – dýchanie, stravovanie, komunikáciu a celkové pôsobenie v spoločnosti. Pochopenie týchto ťažkostí a ich vyriešenie je rovnako dôležité ako vyriešenie zdravotných problémov spojených s ochorením. Pocity a emócie pacientov s diagnostikovanou rakovinou sa menia zo dňa na deň, z hodiny na hodinu alebo dokonca z minúty na minútu a môžu pôsobiť ako veľká psychická záťaž. Niektoré z nich sú:

- odmietanie,

- hnev,

- strach,

- stres,

- úzkosť,

- depresia,

- smútok,

- pocit viny,

- osamelosť.

Medzi psychologické a sociálne problémy pacientov po laryngektómii patria:

- depresia,

- úzkosť a strach, že sa ochorenie vráti,

- sociálna izolácia,

- užívanie návykových látok,

- negatívne vnímanie vlastného tela,

- problémy v sexe,

- sťažený návrat do práce,

- problematická interakcia s partnerom, rodinou, priateľmi, spolupracovníkmi,

- sťažená ekonomická situácia.

Zvládanie depresie

Mnoho ľudí s rakovinou sa cíti smutne alebo depresívne. Je to úplne normálna reakcia na akékoľvek vážne ochorenie. Depresia je jedným z najťažších problémov pacientov s diagnózou rakoviny. Sociálna stigma spojená s priznaním si depresie sťažuje odhodlanie vyhľadať pomoc a liečbu. Medzi príznaky depresie patrí:

- pocit bezmocnosti a beznádeje alebo pocit, že život nemá zmysel,

- nezáujem tráviť čas s rodinou alebo priateľmi,

- nezáujem o koníčky a aktivity, ktoré predtým človeka tešili,

- strata chuti do jedla alebo nezáujem o jedlo,

- dlhotrvajúci alebo častý plač,

- problémy so spánkom – príliš veľa alebo príliš málo spánku,

- rýchla únava, strata a pokles energie,

- myšlienky na samovraždu, vrátane jej plánovania, ako aj časté myšlienky na smrť a umieranie.

Pacient po laryngektómii omnoho ťažšie vzdoruje životným výzvam a horšie zvláda depresiu, lebo prežíva neustály strach z návratu rakoviny. Neschopnosť hovoriť či ťažkosti s rečou komplikujú vyjadrovanie emócií a vedú k izolácii. Chirurgická a lekárska starostlivosť často na riešenie týchto problémov nestačí. Na duševnú pohodu pacientov po laryngektómii by sa mal klásť väčší dôraz. Vyrovnanie sa s depresiou a jej prekonanie sú veľmi dôležité nielen pre blaho pacienta, ale napomáhajú uzdraveniu, zvyšujú šancu na prežitie a úspešnú liečbu. Existuje stále viac vedeckých dôkazov o prepojení mysle a tela. Aj keď mnohé z týchto spojení ešte nie sú známe, vieme, že pacienti, ktorí sú motivovaní a majú pozitívny prístup k problémom, sa rýchlejšie zotavujú zo závažných ochorení, žijú dlhšie a niekedy sú schopní zvládnuť neuveriteľné veci. Ukázalo sa, že tento efekt môže súvisieť so zmenami imunitných odpovedí buniek.

Po diagnostikovaní rakoviny a porozumení situácie môže mať pacient stále veľa dôvodov na depresiu. Je to devastujúce ochorenie pre pacientov, ale aj pre ich rodiny, keďže zatiaľ na väčšinu typov rakoviny nepoznáme liek. V čase, keď sa choroba objaví, je na prevenciu príliš neskoro. Ak sa rakovina zistí v pokročilom štádiu, je vysoké riziko, že došlo k jej rozšíreniu do ďalších oblastí tela a šanca na vyliečenie sa výrazne znižuje. Po vypočutí si zlých správ od lekára pacient prežíva veľa emócií: „Prečo ja?" „Je to skutočne pravda?"

Depresia je súčasťou normálneho mechanizmu vyrovnania sa touto zmenou. Väčšina ľudí prechádza niekoľkými fázami zvládania novej zložitej situácie. Spočiatku človek situáciu popiera, izoluje sa. Nasleduje hnev, po ktorom prichádza depresia a nakoniec nastáva akceptácia. Niektorí ľudia „uviaznu" v určitom štádiu, ako je depresia alebo hnev. Je dôležité ísť ďalej a dostať sa do záverečnej fázy prijatia a nádeje. Veľmi dôležitá je preto odborná pomoc a pomoc a porozumenie rodiny a priateľov. Pacienti sú postavení zoči-voči vlastnej smrteľnosti, niekedy po prvýkrát v živote. Nútení sú vysporiadať sa s chorobou a jej okamžitými a dlhodobými následkami. Paradoxne pocit depresie po zistení diagnózy umožňuje pacientovi prijať novú realitu. Strata záujmu o všetko, čo bolo dovtedy dôležité, na chvíľu umožňuje život s neistou budúcnosťou. Aj keď postoj „už mi na ničom nezáleží" môže poslúžiť ako dočasná úľava od bolesti, tento mechanizmus zvládania situácie má negatívny vplyv na záujem pacienta o vhodnú starostlivosť a môže viesť k rýchlemu poklesu kvality jeho života.

Prekonanie depresie

V ideálnom prípade pacient nájde silu na boj s depresiou. V období krátko po operácii je ohromený novými každodennými úlohami a realitou. Často ho trápia zmeny, ako je strata hlasu a zhoršený zdravotný stav vzápätí po operácii. Niektorí pacienti cítia, že majú na výber – buď podľahnú depresii, alebo sa aktívnym prístupom vrátia do života. Túžba po zlepšení stavu a prekonaní ťažkostí je hnacou silou pri návrate ku kvalitnému životu. Depresia sa môže, a aj zvykne vrátiť. Jej prekonávanie je neustály boj.

Spôsoby, ktorými sa pacienti po laryngektómii môžu vyrovnať s depresiou:

- predchádzanie zneužívaniu návykových látok,

- vyhľadanie pomoci,

- vylúčenie zdravotných príčin (napr. znížená funkcia štítnej žľazy, vedľajšie účinky liekov),

- aktívny prístup k životu,

- obmedzenie stresu,

- motivácia stať sa príkladom pre iných,

- návrat k predchádzajúcim činnostiam,

PSYCHICKÉ ŤAŽKOSTI: DEPRESIA, SAMOVRAŽDA,
NEISTOTA, ZDIEĽANIE DIAGNÓZY, STAROSTLIVOSŤ
O BLÍZKEHO S CHOROBOU A ZDROJE PODPORY

- zváženie užívania antidepresív,

- vyhľadanie podpory rodiny, priateľov, profesionálov, ko-
legov, iných pacientov po laryngektómii a podporných
skupín.

Niektoré zo spôsobov obnovenia pocitu zmysluplnosti života sú:

- rozvíjanie voľnočasových aktivít,

- budovanie osobných vzťahov,

- fyzické udržiavanie tela a aktívny život,

- obnova kontaktov s rodinou a priateľmi,

- dobrovoľníctvo,

- nájdenie zmysluplných projektov,

- oddych.

Veľmi dôležitá je podpora od rodinných príslušníkov a pria-
teľov. Povzbudzujúce je zdieľanie života s inými ľuďmi. Človek
môže čerpať silu z radosti, interakcie a pozitívneho vplyvu na
život svojich detí a vnúčat. Nevzdávať sa tvárou v tvár nepriazni
osudu a byť tak príkladom pre deti a vnúčatá je hnacou silou pri
odolávaní depresii. Návrat k obľúbeným aktivitám spred operá-

cie taktiež prispieva k obnoveniu zmyslu života. Účasť na aktivitách miestneho združenia pacientov po laryngektómii môže byť ďalším zdrojom podpory, rád a nových priateľstiev. Užitočná je častokrát pomoc odborníkov na duševné zdravie, ako je sociálny pracovník, psychológ alebo psychiater. Veľmi dôležité je mať starostlivého a kompetentného lekára a logopéda. Ich podpora pomáha pacientom vyrovnať sa s novovzniknutými zdravotnými a rečovými problémami a prispieva k pocitu pohody.

Samovražda u pacientov s rakovinou hlavy a krku

Podľa nedávnych štúdií je výskyt samovrážd u pacientov s rakovinou dvakrát vyšší ako u bežnej populácie. Tieto štúdie jasne poukazujú na naliehavú potrebu rozpoznať a liečiť psychické problémy ako depresia a samovražedné myšlienky u onkologických pacientov. U starších pacientov s rakovinou existujú, okrem veľkých a menších depresívnych porúch, vo veľkej miere aj menej závažné depresie, ktoré sú málo rozpoznané a preto nedostatočne liečené.

Veľa štúdií ukázalo, že približne u polovice všetkých samovrážd pacientov s rakovinou je spojitosť so závažnou depresiou. Medzi ďalšie faktory patria úzkosť, afektívna porucha, bolesť, nedostatok sociálnej podpory a strata motivácie. Riziko samovraždy je zvýšené v prvých piatich rokoch po diagnostikovaní rakoviny, potom postupne klesá. Zvýšené však zostáva pätnásť rokov po diagnostikovaní. Vyšší počet samovrážd pacientov s rakovinou bol pozorovaný u mužov, belochov alebo u ženatých pacientov. Miera samovrážd u mužov rastie s rastúcim údajom o veku v čase stanovenia diagnózy. Taktiež je vyššia u pacientov s pokročilým štádiom ochorenia. Počet samovrážd sa líši podľa typu rakoviny. Najvyššia miera je u pacientov s rakovinou pľúc a priedušiek, žalúdka, hlavy a krku vrátane dutiny ústnej, hltana a hrtana. U týchto pacientov je vysoký výskyt depresie alebo úzkosti. Možno to vysvetliť ničivým dosahom ochorenia na kvalitu života pacienta, keďže ovplyvňuje vzhľad človeka a základné telesné funkcie, ako je reč, prehĺtanie a dýchanie. Skríning depresie, beznádeje, strachu, silnej bolesti, problémov so zvládaním ťažkostí a samovražedných myšlienok u onkologických pacientov je užitočný spôsob, ako identifikovať ohrozené osoby. Poradenstvo a odoslanie k odborníkom na duševné zdravie môže u rizikových pacientov zabrániť samovražde. K tomuto prístupu patria aj rozhovory s pacientmi so zvýšeným rizikom samovraždy (a ich rodinami) o obmedzení ich prístupu k najbežnejším nástrojom používaným pri samovražde.

Zvládanie neistej budúcnosti

Po diagnostikovaní rakoviny a po úspešnej liečbe je ťažké a takmer nemožné úplne sa oslobodiť od strachu z recidívy ochorenia. Niektorí pacienti sa vyrovnávajú s touto neistotou lepšie ako ostatní. Pacienti, ktorí sa naučia s neistotou pracovať, sú šťastnejší a schopní kvalitného ďalšieho života.

Predpovedať ďalší vývoj ochorenia je náročné, pretože metódy detekcie rakoviny (pozitrónová emisná tomografia – PET, počítačová tomografia – CT a zobrazovanie magnetickou rezonanciou – MRI) sú vo všeobecnosti schopné odhaliť iba nádory väčšie ako

2,5 cm (v súčasnosti nádory väčšie ako 1 cm – pozn. prekl.). Malá lézia v mieste, ktoré je ťažké zobraziť, môže ujsť pozornosti lekárov. Pacienti musia akceptovať, že rakovina sa môže vrátiť a pravidelné kontroly a ostražitosť sú najlepším spôsobom sledovania stavu. Keď sa objavia sa nové príznaky, pomáha často (pokiaľ to nie je naliehavé) počkať niekoľko dní pred vyhľadaním lekárskej pomoci. Väčšina nových príznakov veľakrát zmizne v krátkom čase. Väčšina pacientov sa postupom času naučí nepanikáriť a využívať získané skúsenosti, zdravý rozum a znalosti na racionalizáciu a porozumenie príznakom. V ideálnom prípade sa pacient postupne vyrovná s neistou budúcnosťou, naučí sa ju akceptovať a dosiahne tak rovnováhu medzi strachom a prijatím. Niektoré spôsoby vyrovnania sa s neistou budúcnosťou:

- oddelenie svojho „ja" od choroby,

- zameranie pozornosti na iné záujmy, nie len na ochorenie,

- rozvíjanie životného štýlu, ktorý kladie dôraz na odbúravanie stresu a vnútornú harmóniu,

- pravidelné lekárske prehliadky.

Zdieľanie diagnózy s ostatnými

Po diagnostikovaní rakoviny je potrebné rozhodnúť sa, či chcete vašu diagnózu zdieľať s ostatnými alebo nie. Človek môže mať strach zo stigmatizácie, odmietnutia alebo diskriminácie, preto si túto informáciu necháva pre seba. Niektorí ľudia nechcú prejaviť slabosť, zraniteľnosť a nechcú, aby ich niekto ľutoval. Chorí ľudia – najmä tí, ktorí majú potenciálne terminálne štádium ochorenia – sú v spoločnosti menej konkurencieschopní a častokrát sú úmyselne alebo neúmyselne diskriminovaní. Niektorí sa obávajú, že inak súcitní priatelia a známi sa môžu od nich dištancovať, aby sa chránili pred stratou, alebo jednoducho preto, že nevedia, čo majú povedať a ako sa majú správať. Utajovanie diagnózy môže viesť k emocionálnej izolácii a záťaži, keďže pacient je zrazu vystavený novej realite bez akejkoľvek podpory. Niektorí pacienti sa rozhodnú diagnózu zdieľať iba s obmedzeným počtom ľudí, aby ostatných ušetrili od emocionálnej traumy. Takýto prístup vedie k tomu, že ľudia, ktorí o diagnóze vedia a sú požiadaní, aby túto informáciu držali v tajnosti, sú sami pripravení o emocionálnu podporu a pomoc okolia. Zdieľanie informácií s rodinou a priateľmi býva ťažké. Najlepšie je komunikovať osobne medzi štyrmi očami a nechať každému priestor na vyjadrenie pocitov, obáv, strachu a kladenie otázok. Situáciu uľahčuje oznamovanie takýchto správ v optimistickom duchu a zdôraznenie možnosti vyliečenia. Zdieľanie diagnózy s deťmi býva náročné, preto je potrebné zvážiť, koľko dokážu prijať a informovať ich podľa toho. Po chirurgickom výkone, najmä po laryngektómii, už nie je možné diagnózu skryť. Väčšina pacientov neľutuje, že o svojej diagnóze povedala ostatným. Zistia, že priatelia ich neopúšťajú, ale naopak, dostávajú od nich podporu a povzbudenie, ktoré im v ťažkých časoch pomáha. Otvorením sa a zdieľaním svojej diagnózy ukazujú, že sa necítia byť slabí alebo zahanbení. Pacienti po laryngektómii sú len malou skupinou tých, ktorí sa vyliečili z rakoviny. Majú však jedinečnú pozíciu, pretože ich následky ochorenia sú viditeľné (krk) a počuteľné (hlas). Nemôžu skryť fakt, že dýchajú cez stómu, majú slabý a niekedy až mechanický hlas. Ich život je dôkazom, že aj po diagnostikovaní rakoviny sa dá žiť produktívne a zmysluplne.

Starostlivosť o blízkeho s rakovinou

Starostlivosť o blízkeho so závažným ochorením, ako je rakovina hlavy a krku, je náročná a môže byť fyzicky aj emocionálne vyčerpávajúca. Je veľmi ťažké sledovať, ako blízky človek trpí, najmä ak neexistuje veľa možností ako prispieť k jeho vyliečeniu. Tí, ktorí sa starajú o svojich blízkych, by si mali uvedomiť dôležitosť toho, čo robia, aj keď za to dostanú len malé alebo žiadne uznanie. Často sa obávajú smrti milovanej osoby a majú strach zo života bez nej. Môže to vyvolávať stav úzkosti až depresie. Niektorí sa so situáciou vyrovnávajú tak, že odmietajú prijať diagnózu „rakovina" a veria, že choroba ich blízkych je menej závažná. Pacientovi najbližší obetujú často vlastné pohodlie a potreby, aby uspokojili potreby tých, o ktorých sa starajú. Rozptyľujú obavy svojich blízkych a podporujú ich, aj keď sa stávajú terčom ich ventilovaného hnevu, frustrácie a úzkosti. Frustrácia pacientov s rakovinou hlavy a krku, ktorí majú časté problémy s verbálnym prejavom, môže byť extrémna. Opatrovatelia zvyknú potláčať svoje pocity, skrývať emócie, aby nerozrušili chorého, čo je veľmi vyčerpávajúce a náročné. Odporúčame, aby sa pacient a jeho najbližší otvorene a úprimne porozprávali o svojich pocitoch, obavách a potrebách.

Pre tých, ktorí majú problémy s rozprávaním, to môže byť náročnejšie. Spoločné stretnutia so zdravotníkmi zlepšujú komunikáciu a uľahčujú spoločné rozhodovanie. Bohužiaľ, duševná pohoda blízkych sa často ignoruje, pretože všetka pozornosť je zameraná na pacienta. Nevyhnutné je, aby sa neignorovali potreby blízkych, ktorí sa o pacienta starajú. Pomáha fyzická a emocionálna podpora od priateľov, rodiny, podporných skupín a odborníkov v oblasti duševného zdravia. Profesionálne poradenstvo môže byť individuálne, v rámci podpornej skupiny, alebo spoločne s inými členmi rodiny a/alebo s pacientom. Najbližší by si mali nájsť čas na „dobitie" svojich vlastných „batérií". Čas venovaný vlastným potrebám im môže pomôcť zostať naďalej zdrojom podpory a sily chorého.

Zdroje sociálnej a emocionálnej podpory

Diagnostika rakoviny hrtana alebo akejkoľvek inej rakoviny hlavy a krku môže výrazne zmeniť život pacienta a jeho blízkych. Zvládnuť tieto zmeny nie je jednoduché. Na lepšie zvládnutie psychologického a sociálneho dosahu diagnózy odporúčame vyhľadať pomoc. Emocionálnu záťaž spôsobujú obavy z liečby, jej vedľajších účinkov, pobytov v nemocnici a ekonomického dopadu ochorenia. Ďalšie obavy sa týkajú starostlivosti o rodinu, práce a možnosti pokračovať v každodenných činnostiach. Odporúčame vám osloviť iných pacientov po laryngektómii a podporné skupiny pre pacientov s rakovinou hlavy a krku. Návštevami vyliečených pacientov, v nemocnici alebo doma, získate podporu a rady a uľahčia vám samotnú liečbu. Títo pacienti sú častokrát príkladom úspešného vyliečenia a schopnosti vrátiť sa do plnohodnotného života.

Podporu poskytnú:

- členovia zdravotníckeho tímu (lekári, zdravotné sestry a logopédi), ktorí vám zodpovedajú otázky týkajúce sa liečby, práce alebo iných aktivít;

- sociálni pracovníci, poradcovia alebo duchovní sú nápomocní, keď sa chcete podeliť o svoje pocity alebo obavy; sociálni pracovníci môžu navrhnúť zdroje finančnej pomoci, zabezpečiť dopravu, domácu starostlivosť a emocionálnu podporu pre pacientov;

- podporné skupiny pre pacientov po laryngektómii a iní pacienti s rakovinou hlavy a krku sa často podelia s pacientmi a ich rodinnými príslušníkmi o to, čo sa naučili o zvládaní rakoviny; skupiny poskytujú podporu osobne, telefonicky alebo na internete.

Pacienti po laryngektómii majú aj niekoľko výhod, okrem iného:

- v spánku nechrápu,

- majú dôvod nenosiť kravatu,

- necítia nepríjemný alebo dráždivý zápach,

- menej často sú prechladnutí,

- nehrozí im, že by počas jedenia alebo pitia vdýchli potravu do pľúc,

- v prípade potreby je intubácia cez stómu jednoduchšia ako intubácia cez nos alebo ústa.

KAPITOLA 16:

Použitie CT, MRI a PET pri diagnostike a sledovaní rakoviny

Počítačová tomografia (CT), magnetická rezonancia (MRI) a pozitrónová emisná tomografia (PET) sú neinvazívne rádiologické zobrazovacie metódy, ktoré umožňujú zobrazenie vnútorných štruktúr tela. Používajú sa na detekciu rakoviny, sledovanie jej progresie a reakcie na liečbu.

MRI používame na diagnostiku rakoviny, stanovenie štádia a plánovania liečby. Hlavnou súčasťou MRI prístroja je veľký trubicový alebo valcový magnet. Použitím neionizujúcich vysokofrekvenčných vĺn, výkonných magnetov a počítača táto technológia vytvára podrobné prierezové obrázky vnútra tela. Niekedy je potrebné na zobrazenie určitých štruktúr použiť kontrastné látky. Kontrastná látka môže byť vstreknutá priamo do krvného obehu pomocou ihly a injekčnej striekačky, alebo je prehltnutá, v závislosti od oblasti tela, ktorá sa vyšetruje. MRI nám pomáha rozlíšiť medzi normálnym a postihnutým tkanivom a prospešná je aj pri detekcii metastáz. V porovnaní s CT vyšetrením poskytuje väčší kontrast medzi rôznymi mäkkými tkanivami tela. Preto sa využíva na zobrazenie mozgu, chrbtice, spojivového tkaniva, svalov a vnútra kostí. Pacient pri vyšetrení leží vo veľkom zariadení, ktoré vytvára homogénne magnetické pole usmerňujúce magnetickú silu atómov vodíka v tele.

MRI vyšetrenie je bezbolestné. Niektorí pacienti počas vyšetrenia pociťujú miernu až ťažkú úzkosť a nepokoj. Pacientom s klaustrofóbiou alebo tým, ktorým sa ťažko dlho leží, sa môže pred vyšetrením podať ľahké sedatívum. MRI prístroje produkujú hlasité zvuky, búchanie a bzučanie. Chrániče sluchu znižujú vplyv hluku.

CT je zobrazovacie vyšetrenie, ktoré využíva röntgenové lúče spracované počítačom na vytváranie tomografických snímok alebo „rezov" konkrétnych častí tela pacienta. Tieto snímky sa používajú na diagnostické a terapeutické účely v mnohých lekárskych odboroch. Počítačové spracovanie pomocou digitálnej geometrie sa používa na generovanie trojrozmerného obrazu vnútra tela alebo orgánu z veľkého počtu dvojrozmerných röntgenových snímok zhotovených okolo jednej osi rotácie. Na zvýraznenie niektorých štruktúr v tele používame kontrastné látky.

PET je nukleárna zobrazovacia metóda, ktorá vytvára trojrozmerný prehľad funkčných metabolických procesov v tele. Založená je na princípe anihilácie, následnej detekcii žiarenia a jeho rekonštrukcii na rez tkaniva v danej rovine. Využíva rádioaktívnu látku nazývanú „vyhľadávač", ktorá sa podáva cez žilu, aby „vyhľadala" ochorenie v tele. Vyhľadávač putuje krvou a zhromažďuje sa v orgánoch a tkanivách s vysokou metabolickou aktivitou. PET skenovanie zobrazuje presne bunkovú funkciu celého ľudského tela, pretože odhaľuje zvýšenú metabolickú aktivitu z rôznych príčin, napríklad rakovina, infekcia alebo zápal. Vyšetrenie nie je dostatočne špecifické, pretože tieto stavy nedokáže odlíšiť. Môže to viesť k nejednoznačnej interpretácii výsledkov a vyvolať neistotu, vedúcu k ďalším testom, ktoré nie sú potrebné, čo spôsobuje finančnú záťaž, úzkosť a frustráciu pacienta.

Dôležité je uvedomiť si, že tieto testy nie sú dokonalé a nemusia zachytiť malý nádor. Akákoľvek indikácia zobrazovacieho vyšetrenia by mala byť sprevádzaná dôkladným fyzikálnym vyšetrením.

Skeny PET a CT sa často robia naraz. Kým PET sken ukazuje biologickú aktivitu tela, CT sken poskytuje informácie o lokalite zvýšenej metabolickej aktivity. Kombináciou týchto dvoch skenovacích technológií môže lekár presnejšie diagnostikovať a identifikovať existujúcu rakovinu.

S pribúdajúcim časom od operácie rakoviny odporúčame kontrolné CT vyšetrenia vykonať vo väčších časových intervaloch. Počas prvého roka sa CT vykonáva jedenkrát za tri až šesť mesiacov, počas druhého roka jedenkrát za šesť mesiacov a potom do konca života jedenkrát za rok (frekvencia a typ zobrazenia sa môžu v jednotlivých krajinách a na jednotlivých pracoviskách líšiť – pozn. rec.). Tieto odporúčania nie sú založené na štúdiách, iba na názoroch a dohode odborníkov. V prípade podozrivých nálezov a obáv sa vykoná viac vyšetrení. Pri plánovaní PET/CT by sa mal porovnať potenciálny úžitok, ktorý sa vyšetrením získa, s potenciálnymi škodlivými účinkami vystavenia ionizujúcemu žiareniu alebo röntgenovým lúčom.

Keď lekári nepotrebujú PET vyšetrenie, žiadajú iba CT vyšetrenie danej oblasti. CT vyšetrenie je v porovnaní s kombinovaným PET-CT presnejšie. Pri CT zároveň môžeme podať kontrastnú látku, ktorá pomáha lepšej vizualizácii problému.

CT nie je vhodné u tých, ktorí absolvovali rozsiahle zubné ošetrenia a majú zubné výplne, korunky alebo implantáty, keďže tie môžu skresliť interpretáciu údajov. U týchto pacientov upustenie od CT vyšetrenia uchráni od nadbytočného žiarenia. Namiesto toho u nich odporúčame vykonať MRI. Pri prezeraní výsledkov vyšetrení rádiológovia porovnávajú nové zobrazenie so starým a sledujú, či došlo k nejakým zmenám. Zohráva to dôležitú úlohu pri diagnostike recidívy (veľký význam pri sledovaní situácie v oblasti krku v pooperačnom období má aj USG krku – pozn. prekl.).

KAPITOLA 17:

Urgentná starostlivosť, kardiopulmonálna resuscitácia (KPR) a starostlivosť o pacientov po laryngektómii počas anestézie

Dýchanie pri KPR u pacientov dýchajúcich cez permanentnú tracheostómiu

Pacienti, ktorí dýchajú cez otvor na krku, sú vystavení počas dychovej tiesne a pri potrebe kardiopulmonálnej resuscitácie (KPR) veľkému riziku nedostatočnej akútnej starostlivosti.

Urgentné príjmy a pracovníci pohotovostných lekárskych služieb často nezistia, že pacient dýcha cez otvor na krku, a preto mu nevedia správne podať kyslík. Môžu nesprávne zahájiť dýchanie z úst do úst, pričom pacient potrebuje ventiláciu cez stómu. Ak pacient nedostane kyslík potrebný na prežitie, následky sú fatálne.

Mnoho zdravotníckych pracovníkov nepozná špecifiká starostlivosti o pacientov po laryngektómii, pretože laryngektómia je pomerne zriedkavý výkon. V súčasnosti je rakovina hrtana diagnostikovaná a liečená včas. Totálna laryngektómia je indikovaná iba v prípade veľkých nádorov alebo u recidív po predchádzajúcej liečbe. V súčasnosti je v USA asi 60 000 pacientov po laryngektómii. Zdravotníci preto počas poskytovania akútnej starostlivosti neprichádzajú do častého kontaktu s týmito pacientmi.

Táto kapitola opisuje špecifické potreby pacientov s tracheostómiou a vysvetľuje anatomické zmeny po laryngektómii. Opisuje, ako pacienti po laryngektómii hovoria a ako ich rozpoznať, vysvetľuje, ako rozlíšiť medzi pacientmi, ktorí dýchajú cez krk úplne a čiastočne a opisuje postupy používané pri ich záchrane.

Príčiny náhlej respiračnej tiesne u pacientov po laryngektómii

Najbežnejšou indikáciou laryngektómie je rakovina hlavy a krku. Mnoho pacientov po laryngektómii trpí aj inými zdravotnými problémami vyplývajúcimi z ich onkologického ochorenia a jeho liečby, ktorou bolo často ožiarenie, chirurgický výkon a chemoterapia. Keďže pacienti po laryngektómii majú ťažkosti s hovorením, musia na komunikáciu používať iné metódy. Najčastejšou príčinou náhlych ťažkostí s dýchaním u pacientov po laryngektómii je upchatie dýchacích ciest vdýchnutím cudzieho telesa alebo hlienovej zátky. Títo pacienti môžu trpieť aj inými zdravotnými problémami vrátane problémov so srdcom, pľúcami a cievami, ktoré súvisia s vekom.

Totálna laryngektómia

Anatómia pacientov po laryngektómii sa od anatómie ostatných pacientov líši. Po totálnej laryngektómii pacient dýcha stómou (otvor na krku do priedušnice). Po laryngektómii zaniká spojenie medzi priedušnicou, ústami a nosom (obrázok 1). Pacienti môžu byť ťažko rozpoznateľní, pretože mnohí si stómu zakrývajú penovými alebo látkovými poťahmi, alebo vkladajú HME filter – výmenník tepla a vlhkosti.

Metódy komunikácie pacientov po laryngektómii

Pacienti po laryngektómii používajú rôzne spôsoby komunikácie (pozri kapitolu 6), vrátane písania, tichej artikulácie, posunkového jazyka a troch náhradných rečových metód. Týmito metódami sú pažeráková reč, hlasová protézka zavedená punkciou z priedušnice do pažeráka a reč pomocou elektrolaryngu. Každá z týchto metód nahrádza vibrácie hlasiviek iným zdrojom, pričom samotné slová tvorí jazyk a pery.

Rozlišovanie medzi pacientmi, ktorí dýchajú cez krk čiastočne a úplne

Je dôležité, aby zdravotnícky personál vedel rozlíšiť čiastočné dýchanie cez krk od úplného dýchania cez krk (pacienti po laryngektómii), pretože prístup ku každej skupine je odlišný. U pacientov dýchajúcich len cez krk (po laryngektómii) nie je priedušnica vôbec spojená s hornými dýchacími cestami a celé dýchanie sprostred-

Partial Neck Breather
(Ventilate through stoma and occlude nose and mouth)

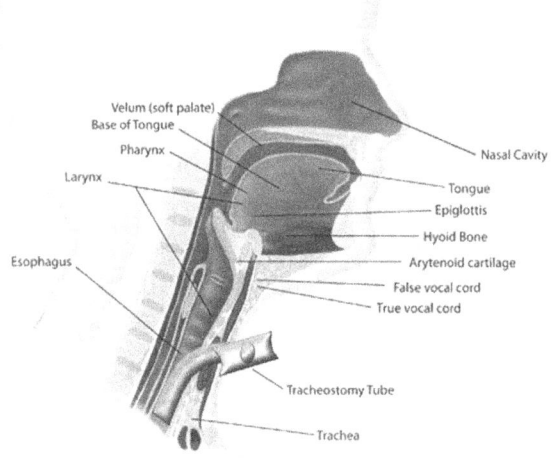

Velum (soft palate)
Base of Tongue
Pharynx
Larynx
Esophagus
Nasal Cavity
Tongue
Epiglottis
Hyoid Bone
Arytenoid cartilage
False vocal cord
True vocal cord
Tracheostomy Tube
Trachea

Obrázok 8: Anatómia u pacientov s tracheostómiou

kúva tracheostómia. U pacientov, ktorí nepodstúpili laryngektómiu, ale len tracheotómiu, stále existuje spojenie medzi priedušnicou a hornými dýchacími cestami (obrázok 8). Aj keď títo pacienti dýchajú hlavne cez stómu, sú schopní dýchať aj ústami a nosom. Rozsah dýchania cez horné dýchacie cesty sa u jednotlivcov líši.

Príprava na umelé dýchanie

Prvá pomoc pri zástave dychu u pacientov dýchajúcich cez otvor na krku:

1. Rozpoznajte, že pacient nereaguje.

2. Zavolajte pohotovostnú lekársku službu (112, 155).

3. Sprístupnite krk a odstráňte všetko zakrývajúce stómu, ako je filter alebo látka, ktoré môžu brániť v prístupe k dýchacím cestám.

4. Odstráňte všetko, čo blokuje dýchacie cesty v stóme, ako je filter alebo vložka.

5. Odstráňte akýkoľvek hlien zo stómy.

Samotnú tracheostomickú kanylu nie je potrebné odstraňovať, pokiaľ neblokuje dýchacie cesty. Hlasová protézka by sa, pokiaľ neblokuje dýchanie cesty, nemala odstraňovať, pretože nezasahuje do procesu dýchania alebo odsávania. Ak je protézka uvoľnená, musí sa odstrániť a nahradiť katétrom, aby sa zabránilo vdýchnutiu a uzáveru fistuly. Ak je prítomná kanyla, niekedy sa musí úplne odstrániť (vonkajšia aj vnútorná časť), aby bolo umožnené odstránenie hlienových zátok. Kanylu vyčistite a umyte.

Ak pacient dýcha normálne, zaobchádzajte s ním ako s akýmkoľvek iným pacientom v bezvedomí. Ak si vyžaduje dlhodobé podávanie kyslíka, kyslík podávajte zvlhčený. U niektorých pacientov po laryngektómii môže byť ťažké vyhmatať pulz krčnej tepny na krku pre fibrózu po ožarovaní. Niektorým pacientom chýba radiálny pulz na ruke, keďže tkanivo z tej strany ruky sa použilo ako voľný lalok na rekonštrukciu rany na krku.

Ventilácia pacientov, ktorí dýchajú iba cez krk

Kardiopulmonálna resuscitácia u pacientov dýchajúcich výlučne cez krk je podobná resuscitácii normálne dýchajúcich, okrem jednej významnej výnimky. Vdýchnutia (okysličovanie) robte cez stómu. Dá sa to dosiahnuť dýchaním z úst do stómy alebo použitím kyslíkovej masky (maska pre dojčatá/batoľatá alebo maska pre dospelých otočená o 90 stupňov – obrázok 9 a obrázok 10). Je zbytočné pokúšať sa ventilovať z úst do úst.

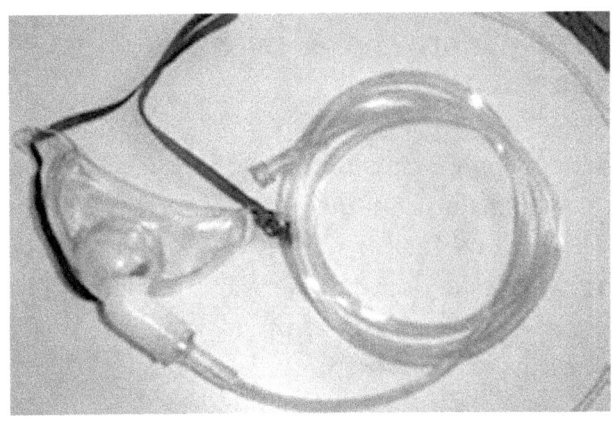

Obrázok 9: Kyslíková maska

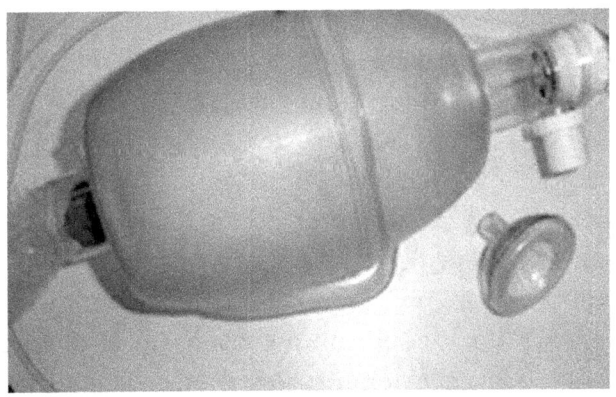

Obrázok 10: Resuscitačný ambuvak používaný u detí

Ventilácia pacientov, ktorí dýchajú cez krk čiastočne

Aj keď pacienti po tracheotómii vdychujú a vydychujú hlavne cez stómu, stále majú prítomné spojenie medzi pľúcami, nosom a ústami. Vzduch môže unikať z úst a/alebo nosa, čím sa znižuje účinnosť ventilácie. Preto pri záchrannom dýchaní majte ústa a nos uzavreté, aby sa zabránilo úniku vzduchu. Dosiahnete to tak, že pacientovi držíte ústa a nos pevne zavreté.

Zhrnutie: Pracovníci na urgentnom príjme a ARO by mali pozorne rozlišovať tých, ktorí nedýchajú ústami a nosom. Znalosti zdravotníkov sa môžu líšiť. Mnohí nie sú špeciálne školení v starostlivosti o pacientov dýchajúcich cez krk, hoci sa to učí na kurzoch KPR. Je dôležité, aby sa zdravotnícky personál naučil identifikovať pacientov dýchajúcich cez krk a rozlíšil čiastočné dýchanie cez krk od úplného. Odporúčame pravidelné tréningy správneho podávania kyslíka, ventilácie cez stómu a rozpoznávania ďalších rozdielov v KPR u pacientov dýchajúcich cez krk.

Špecifickým respiračným problémom pacientov dýchajúcich cez krk sú hlienové zátky a vdýchnutie cudzieho telesa. Aj keď pacienti, ktorí sú „len" po tracheotómii, dýchajú prevažne cez stómu, stále majú prítomné spojenie medzi nosom, ústami a pľúcami. U pacientov po laryngektómii takéto spojenie zaniklo. U oboch typov pacientov ventilácia prebieha cez stómu. Aby sa zabránilo úniku vzduchu u pacientov, ktorí sú „len" po tracheotómii, ústa zavrite a nos utesnite. Pri ventilácii cez stómu používajte masku pre dojčatá alebo batoľatá.

Zabezpečenie adekvátnej neodkladnej starostlivosti u pacientov dýchajúcich cez krk, vrátane pacientov po laryngektómii

Pacienti, ktorí dýchajú pomocou tracheostómie, sú vystavení počas dychovej tiesne veľkému riziku vyplývajúcemu z nedostatočnej akútnej starostlivosti. Aby sa zabránilo týmto problémom, pacienti môžu:

1. nosiť náramok, ktorý ich identifikuje ako pacientov dýchajúcich cez krk,

2. nosiť zoznam, v ktorom je uvedený ich zdravotný stav, lieky, mená lekárov a kontaktné informácie,

3. umiestniť za okno vozidla kartu, ktorá ich identifikuje ako pacientov dýchajúcich cez otvor na krku a obsahuje taktiež informácie o prvej pomoci v prípade núdze,

4. umiestniť na vchodové dvere bytu informačnú tabuľku, ktorá ich identifikuje ako pacientov dýchajúcich cez krk,

5. používať elektrolarynx, ktorý umožňuje komunikáciu aj v urgentných situáciách. Môže sa stať, že ľudia s tracheo-ozofageálnou punkciou (TEP) nebudú môcť v prípade núdze hovoriť a výmenník tepla (HME) treba odstrániť,

6. informovať miestne pohotovostné služby a policajné oddelenie o tom, že dýchate cez krk a v prípade núdzovej situácie nemusíte byť schopný hovoriť,

7. zabezpečiť, aby zdravotnícky personál miestnej pohotovosti dokázal zistiť, že dýchate cez krk.

Pacienti by mali byť ostražití a aktívne zvyšovať informovanosť zdravotníckych pracovníkov. Je to dlhodobá úloha, pretože znalosti zdravotníkov sú rôzne a menia sa.

Video, ktoré vysvetľuje metódy urgentnej respiračnej starostlivosti u pacientov dýchajúcich cez krk:

http://www.youtube.com/watch?v=YE-n8cgl77Q

Pacienti môžu túto prezentáciu ponúknuť svojim poskytovateľom urgentnej starostlivosti (najbližšia lekárska pohotovosť).

Podstúpenie operačného výkonu u pacientov po laryngektómii

Veľkou výzvou pre pacientov po laryngektómii je lekársky zákrok v lokálnom utlmení sedatívami (napr. kolonoskopia) alebo chirurgický výkon v lokálnej alebo celkovej anestézii. Bohužiaľ, väčšina zdravotníckych pracovníkov, ktorí sa starajú o pacientov po laryngektómii pred, počas a po operácii, nepozná ich špecifickú anatómiu, nevie, ako hovoria a ako im treba zabezpečiť dýchacie cesty počas výkonu alebo operácie a po nich. Ide o zdravotné sestry, chirurgov, dokonca aj anestéziológov.

Preto je vhodné, aby pacienti zdravotníkom sami vopred objasnili svoje špecifické potreby a anatomické odlišnosti. Dobre ich vysvetľujú ilustrácie alebo obrázky. Pacienti s hlasovými protézkami by mali anestéziológovi ukázať stómu, aby porozumel jej funkcii. Mal by byť upozornený, aby hlasovú protézku neodstraňoval. Poskytnite anestéziológovi video ilustrujúce zabezpečenie ventilácie u pacienta dýchajúceho cez krk. Video je voľne dostupné na: http://www.youtube.com/watch?v=YE-n8cgl77Q

Zdravotnícky personál by mal pochopiť, že pacient po totálnej laryngektómii nemá žiadne spojenie medzi ústnou časťou hltana a priedušnicou, preto sa ventilácia a odsávanie dýchacích ciest musí vykonávať cez stómu, nie nosom alebo ústami.

Podstúpenie zákroku pod sedatívami alebo chirurgického výkonu v lokálnej anestézii je pre pacientov po laryngektómii náročné, pretože rozprávanie za pomoci elektrolaryngu alebo hlasovej protézky nie je možné. Stóma je totiž zakrytá kyslíkovou maskou a ruky pacienta sú fixované. Pacienti, ktorí využívajú pažerákovú reč, môžu komunikovať počas celého zákroku alebo chirurgického výkonu v lokálnej anestézii.

Pred chirurgickým výkonom je dôležité prediskutovať so zdravotníckym personálom špeciálne požiadavky. Treba to zopakovať niekoľkokrát, najprv u chirurgov, u anestéziológa pri predoperačnom vyšetrení a v deň chirurgického výkonu anesteziologickému tímu, ktorý bude na operačnej sále. Kedykoľvek sa podrobujete lekárskemu zákroku alebo chirurgickému výkonu v lokálnej anestézii, dohodnite sa s anestéziológom, ako ho upozorníte na bolesť alebo potrebu odsávania. Odporúčame signály rúk, prikývnutie hlavy, čítanie z pier a zvuky vytvorené pažerákovým hlasom.

Nové pokyny týkajúce sa kardiopulmonálnej resuscitácie (KPR)

Nové smernice American Heart Association o KPR z roku 2010 odporúčajú už len srdcové kompresie; dýchanie z úst do úst nie je potrebné. Hlavným účelom nových usmernení je povzbudiť ľudí, aby ochotnejšie poskytovali KPR. Mnoho ľudí sa vyhýba resuscitácii z úst do úst, pretože sa pri dýchaní do úst alebo nosa sa cítia ohrození. Preto je lepšie aspoň stláčať hrudník, než nerobiť nič. Oficiálne video, ktoré ilustruje KPR iba za pomoci rúk, je k dispozícii na stránke:

http://www.youtube.com/watch?v=zSgmledxFe8

Pretože pacienti po laryngektómii nedokážu vykonávať dýchanie z úst do úst, staré smernice o KPR ich vylúčili z poskytovania respiračnej časti KPR. Keďže nové smernice nevyžadujú dýchanie z úst do úst, môžu aj oni podávať KPR. Ak je to možné, odporúčame vždy použiť starú metódu KPR, teda ventiláciu dýchacích ciest aj srdcové kompresie. Metóda „iba kompresie hrudníka" totiž neudrží pacienta pri živote dlhšie, pretože pri nej nedochádza k prevzdušňovaniu pľúc.

Pacienti po laryngektómii, ktorí vyžadujú KPR, môžu taktiež potrebovať ventiláciu dýchacích ciest. Jednou z bežných príčin dýchacích problémov je obštrukcia dýchacích ciest hlienovou zátkou alebo cudzím telesom. Ich odstránenie je kľúčové. Resuscitácia z úst do stómy je dôležitá a jednoduchšia ako dýchanie z úst do úst.

KAPITOLA 18:

Cestovanie po laryngektómii

Cestovanie môže byť pre pacientov po laryngektómii náročné. Počas cesty ste na neznámych miestach a mimo rutinných a pohodlných spôsobov života. vystavení nepohodliu. Starostlivosť o dýchacie cesty môžete potrebovať aj na neznámych miestach, preto cestu plánujte dopredu. Myslite na to, aby ste počas cesty mali k dispozícii všetky základné potreby. Aj počas cestovania sa starajte o svoje dýchacie cesty a iné zdravotné problémy.

Starostlivosť o dýchacie cesty počas letu komerčnej leteckej spoločnosti

Let (najmä dlhý) komerčnou leteckou spoločnosťou je v mnohom náročný. Niekoľko sprievodných faktorov lietania môže viesť k hlbokej žilovej trombóze. Patrí sem: dehydratácia (v dôsledku nízkej vlhkosti vzduchu v kabíne vo vysokej nadmorskej výške), nižší tlak kyslíka vo vnútri lietadla a nehybná poloha cestujúceho. Kombinácia týchto faktorov môže zvýšiť zrážanie krvi a tvorbu trombov v nohách, ktoré sa po uvoľnení môžu šíriť krvným obehom až do pľúc a spôsobiť tak pľúcnu embóliu. Je to vážna komplikácia, ktorá si vyžaduje okamžitú lekársku starostlivosť.

Nízka vlhkosť vzduchu navyše vysúša priedušnicu a vedie k tvorbe hlienových zátok. Letecký personál nie je školený v poskytovaní prvej pomoci – ventilácie – pacientovi bez hrtana, teda smerovaním vzduchu do stómy, a nie do úst alebo nosa.

Nasledujúce kroky znižujú riziko vzniku ťažkostí:

- zakryte si stómu výmenníkom tepla a vlhkosti alebo vlhkou handričkou na zaistenie vlhkosti,

- informujte posádku letu, že ste pacient po laryngektómii,

- pite dostatok vody – najmenej 250 ml každé dve hodiny v lietadle, vrátane času pred odletom a po pristátí,

- vyhýbajte sa alkoholu a kofeínovým nápojom,

- noste voľný odev,

- počas sedenia si nekrížte nohy, pretože to znižuje prietok krvi v nich,

- noste kompresné ponožky,

- ak patríte do rizikovej skupiny, opýtajte sa lekára, či si pred odletom máte dať lieky na prevenciu tromboembolickej choroby, aby ste znížili riziko tvorby krvných zrazenín,

- počas letu cvičte s nohami, vstávajte a prejdite sa, kedykoľvek je to možné,

- zarezervujte si sedadlo pri východe alebo sedadlo v uličke, kde budete mať väčší priestor pre nohy,

- komunikujte s letuškami a stevardmi písomne, ak hluk počas letu sťažuje zrozumiteľnosť reči,

- do stómy si pravidelne aplikujte fyziologický roztok, aby sa udržala vlhkosť priedušnice,

- uložte si zdravotnícke pomôcky vrátane nástrojov na starostlivosť o stómu a elektrolarynx na dobre dostupné miesto v príručnej batožine.

Tieto opatrenia uľahčujú pacientom po laryngektómii cestovanie komerčnými leteckými spoločnosťami.

Čo si zbaliť na cestu?

Pri cestovaní noste všetky pomôcky na starostlivosť o dýchacie cesty a lieky v špeciálnej taške. Tašku si zoberte na palubu a položte ju na prístupné miesto. Taška by mala obsahovať:

- zoznam pravidelne užívaných liekov, diagnóz, mien a kontaktných informácií o ošetrujúcich lekároch, odporúčania od logopédov,

- preukaz zdravotnej poisťovne,

- dostatočné množstvo liekov,

- papierové vreckovky,

- pinzetu, zrkadlo, baterku (s náhradnými batériami),

- tlakomer (pre hypertonikov),

- zvlhčovací roztok,

- súčasti na umiestnenie krytu výmenníku tepla a vlhkosti,

- dostatok výmenníkov tepla a vlhkosti,

- elektrolarynx s náhradnými batériami (užitočný môže byť aj pre tých, ktorí používajú hlasovú protézku, ak nastane situácia, v ktorej ju nebudú schopní použiť),

- hlasový zosilňovač (ak je to potrebné, s náhradnými batériami alebo nabíjačkou).

Tí, ktorí používajú hlasovú protézku, by si mali so sebou vziať aj:

- kefku a preplachovací nástavec na čistenie hlasovej protézky,

- náhradný výmenník tepla a vlhkosti, náhradnú hlasovú protézku,

- červený „Foleyho" katéter (na upchatie dierky v prípade vypadnutia ventilovej protézky).

Množstvo položiek závisí od dĺžky cesty. Odporúčame si zistiť kontakty na konkrétnych lekárov v cieli cesty.

Príprava sady so základnými informáciami a materiálmi

Pacienti po laryngektómii môžu potrebovať pohotovostnú a neodkladnú lekársku starostlivosť v nemocnici alebo inom zdravotníckom zariadení. Kvôli ťažkostiam pri komunikácii a poskytovaní informácií, najmä v tiesni, je užitočné pripraviť si zložku s uvedenými informáciami. Zároveň odporúčame nosiť so sebou sadu obsahujúcu predmety a materiál potrebné na zachovanie schopnosti komunikovať a na starostlivosť o stómu. Súpravu uchovávajte na mieste, ktoré je v prípade núdze ľahko prístupné.

Súprava by mala obsahovať:

- aktuálne zhrnutie lekárskej a chirurgickej anamnézy, alergií a diagnóz,

- aktualizovaný zoznam užívaných liekov a výsledkov všetkých vyšetrení, rádiologických vyšetrení a laboratórnych testov (na CD alebo USB nosiči),

- informácie a doklad o zdravotnom poistení,

- kontakty (telefón, e-mail, adresa) na lekára, logopéda, rodinných príslušníkov a priateľov,

- obrázok alebo nákres bočného pohľadu na krk, ktorý vysvetľuje anatómiu horných dýchacích ciest u pacienta po laryngektómii, a ak je to relevantné, nákres miesta, kde sa nachádza hlasová protézka,

- záznamník a pero,

- elektrolarynx s náhradnými batériami (aj pre tých, ktorí používajú hlasovú protézku),

- balenie papierových vreckoviek,

- malé množstvo roztoku na preplach, výmenníky vlhkosti a tepla, potreby na ich výmenu (napr. alkohol, lepidlo) a potreby na čistenie hlasovej protézky (kefka, preplachový nástavec),

- pinzetu, zrkadlo, baterku (s extra batériami).

Zabezpečiť, aby tieto položky boli pri poskytovaní urgentnej starostlivosti k dispozícii, je životne dôležité.

O AUTOROVI

Dr. Itzhak Brook je lekár so špecializáciou v odbore pediatria a infekčné ochorenia. Je profesorom pediatrie na Georgetown University vo Washingtone D. C. a zaoberá sa anaeróbnymi infekciami a infekciami hlavy a krku vrátane sinusitíd. Realizoval rozsiahly výskum so zameraním na infekcie respiračného traktu a infekcie vznikajúce v dôsledku radiácie. Dr. Brook slúžil 27 rokov v americkej armáde. Je autorom šiestich lekárskych učebníc, 135 kapitol v knihách o medicíne a 750 vedeckých publikácií. Je tiež editorom troch lekárskych časopisov a ďalším editorom štyroch lekárskych časopisov. Napísal publikácie *"My Voice – a Physician's Personal Experience with Throat Cancer"* a *"In the Sands of Sinai – a Physician's Account of the Yom-Kippur War"*. Je členom pracovnej skupiny pre rakovinu hlavy a kru (*Head and Neck Cancer Alliance*). Dr. Brook sa v roku 2012 stal držiteľom ceny J. Conley Medical Ethics Lectureship Award, ktorú udeľuje Americká akadémia otolaryngológie – chirurgie hlavy a krku (American Academy of Otolaryngology – Head and Neck Surgery). Rakovinu hrtana mu diagnostikovali v roku 2006.

Sprievodca
laryngektómiou

Itzhak Brook

Z anglického originálu The Laryngectomee Guide, vydaného vlastným
nákladom (CreateSpace Independent Publishing Platform), 2013
Vydala Univerzita Komenského v Bratislave
Jazyková redaktorka: Mgr. Barbora Javůrková

Rozsah 186 strán, 5,47 AH, 1. slovenské vydanie, náklad 150 kusov,
vytlačilo Polygrafické stredisko Univerzity Komenského v Bratislave

ISBN 978-80-223-5111-9

www.ingramcontent.com/pod-product-compliance
Lightning Source LLC
Chambersburg PA
CBHW060506290526
45791CB00001B/291